その「うつ」っぽさ
適応障害かもしれません

岩波　明

青春新書
INTELLIGENCE

はじめに

最近では女優の深田恭子さんが、そして17年前には皇后雅子さまが発症した病気として知られている「適応障害」……でも、この病気の正体をうまく説明できる人は、実は少ないのではないでしょうか？

「適応障害」というと、なんだかモヤモヤした、つかみどころがない印象かもしれません。何しろ、うつ病との違いがわかりにくい。精神科医の私だって、そう思います。

適応障害という言葉の印象から、

「自分が置かれた環境に適応できないせいで、精神的に落ち込む病気かな？」

「すごく強いストレスが原因なんでしょ？」

ということまでは、想像がつくかもしれません。医学的に見ても、その解釈に大きな間違いはありません。

では、どんなストレスが原因で発症するのでしょう？

すぐに治る軽い病気なのでしょうか、何年も続く重い病気なのでしょうか。

芸能界や皇室など、特別な環境にいる人がかかりやすい病気なのでしょうか。

そして、うつ病とはどう違うのでしょう？


著名人が適応障害ということで話題にのぼると、SNSではそれこそ無数の情報が飛び交います。中には明らかに間違っているものや、つい正しいと信じ込んでしまいそうな情報もあります。エビデンスが十分ではないため医学的には仮説にすぎない情報も、いかにも正しいかのように言われていることがたくさんあります。

SNSだけではありません。先日ネットを見ていたら、精神科医のホームページにも、間違った情報が多々ありました。

「うつは脳の障害、適応障害は心のトラブル」

「苦手な人とも、きちんと話せばわかり合える」

「イヤなこと、モヤモヤしたことがあったら、紙に書き出すとスッキリする」

これらは、ネットやＳＮＳにあった情報ですが、かなり怪しいと言わざるを得ません。

また、心の病に関する誤解や偏見が根強く残っているのも残念なことです。

こういう状況の中で、私は本書を通じて、適応障害をはじめとする心の病について、できる限り最新の、信頼できる知見を皆さんと共有したいと思っています。


誰しも、心の病に関する正しい知識を持つ必要がある。私はそう考えています。

とりわけ適応障害は、誰もがかかる可能性のある、もっとも身近な心の病のひとつです。学校で、職場で、家庭で、いつ発症するか、わかりません。

一見ストレスなどないかのように見える「ホワイト企業」に勤めていても、発症するかもしれないのです。

正しい知識を持ち、自分や周囲の人の身を守るために、本書が役立つならば著者として幸いです。

岩波　明

1章　最近よく聞く「適応障害」って？

2章　何がきっかけになるのか、どうすれば治るのか

3章　適応障害になりやすい性格とは

執筆協力　東　雄介

1章　最近よく聞く「適応障害」って？

Q1 適応障害って、どんな病気ですか？

A はっきりとしたストレスを引き金に発症する「うつ状態」や「不安状態」のこと

2021年5月、「女優の深田恭子さんが適応障害で芸能活動を休止」というニュースが報じられました。適応障害といえば、皇后雅子さまが発症した病気として、記憶に残っている人もいるかもしれません。

うつ病や発達障害といったほかの心の病に比べると、どんな病気なのか、今ひとつ知られていないのが、適応障害です。深田さんや、皇后雅子さまの例が印象的なため「著名人がかかりやすい病気？」という偏見を持たれているきらいもあります。

でも本当は、適応障害は、誰もが発症するかもしれない病気です。それどころか、「多くの人が適応障害を経験済み」といっても、実は言い過ぎではありません。

あらためて、適応障害とは、どんな病気なのでしょう。

適応障害は、就職や異動、進学、結婚、離婚といった環境の変化によるストレスが要因で、発症する病気です。不安や抑うつ、焦りなどが強くなり、そのせいで社会生活にも支障を来します。

身体の症状も表れます。不眠、食欲不振、めまい、吐き気、頭痛、肩こりなど、人によってさまざまな不調を訴えます。

こうした症状だけに注目するなら、適応障害に特有のものは見られません。よく知られている「うつ病」に、とてもよく似ています。

WHO（世界保健機関）が発表した精神疾患の国際分類である「ICD－10」には、適応障害の症状についての分類が記載されていますが、その主なものは以下の3つになります。

1）短期抑うつ反応。1ヶ月を超えない軽い抑うつ状態のこと
2）遷延《せんえん》性抑うつ反応。ストレスに満ちた状況へ長期間さらされることで生じる、軽い抑うつ状態。その症状の持続は2年間を超えない
3）混合性不安抑うつ状態。不安症状と抑うつ症状の両方があるケース

簡単にまとめるなら、**適応障害は「不安と抑うつが主な症状」で、しかし「症状は長く続かない」のが特徴**だということです。

うつ病とは異なっている適応障害の特徴は、むしろ症状の原因にあります。ＩＣＤ－10には、次のように記されています。

「重大な生活の変化やストレスに満ちた生活中の出来事に対する、適応の時期に発生する。個人の素質や脆弱性は発症の危険性と症状の形成に大きな役割を果たしているが、それにも関わらずストレッサーなしにはこの適応障害は発症しなかったと考えられる」

表現が少し硬く、わかりにくいですね。

ポイントは「適応障害は明らかなストレスが原因で発症する病気だ」ということです。症状は似ていても、**ストレスとは関係なく発症することがあるうつ病とは違い、適応障害は特定のストレスがきっかけで発症します。**

そして、適応障害のもうひとつの特徴は、発症の原因となったストレスが取り除かれると、多くの場合、症状が収まることです。

例えば、「会社の業務になじめず発症→部署を異動したら改善」といったことがよくありますし、「職場ではうつ状態なのに、プライベートではウソのように元気に遊び回っている」人も、中にはいます。

といっても、現実にはすぐに取り除けないストレスも少なくないため、油断はできません。また、ストレスが取り除けず、症状が慢性化するようだと、うつ病と診断されることもあります。

適応障害の経過は、全般に良好です。多くの患者は3ヶ月以内に、以前の状態に回復が可能です。ただ一部の人は、その後うつ病などの疾患を発症することがあります。またストレス因が長引く場合は、症状が持続することも見られます。

症状が遷延する（長引く）ケースと行動面の障害が見られるケースでは、経過不良なものが多いことが報告されています。

長期に経過を追跡した米国の研究では、適応障害と診断された成人の約30％にほかの精神疾患が合併するという報告が見られており、若年者ではさらに高い値が示されています。

合併する疾患としては、うつ病、アルコール・薬物依存、パーソナリティ障害などが主なものです。また希死念慮《きしねんりょ》（「死んでしまいたい」と思う症状）を伴う比率も高いため、自殺企図には一定の注意が必要です。

また、入院治療を行った適応障害の患者を5年間フォローアップしたドイツの研究においては、91例中18例（19・8％）が再入院となり、9例（9・9％）の診断が変更されました。

その内訳は、5例が薬物依存、2例がうつ病、統合失調症とパーソナリティ障害が1例ずつであったと報告されています。

Q2 「適応障害＝軽いうつ」と考えてよいのでしょうか？

A 軽いうつ状態であり、発症しても通常６ヶ月以内に回復します

適応障害＝軽いうつ。そう理解していただいて、大きな間違いはありません。

医学的に正確な表現をするなら**「なんらかのストレスがきっかけで生じる軽度のうつ状態。うつ病にくらべて比較的早期**（通常６ヶ月）**のうちに回復する」**ものが適応障害だと言ってよいでしょう。

そのため、病院にかかるまでもなく、日常生活を送っているうちに元気になる人もたくさんいます。後述しますが、「適応障害を病気と呼んでよいのか？」という議論もあります。

前出のＩＣＤ－10は、適応障害の症状面での特徴を、次のようにまとめています。

1) 現症としては主観的な苦痛、情緒障害の状態であり、通常の社会的機能と行為を

妨げられる

2）過激な行動や突発的な暴力へと走りたくなる感情に襲われるが、それが実行されることはほとんどない

3）これらの症状は他のより特異的な疾病診断を十分に正当化するほど重篤でも、また顕著でもない

また少し、わかりにくい説明が出てきました。解説を加えます。

1）の情緒障害とは、不安、抑うつ状態など、感情面での障害のことを指しています。また「社会的機能と行為を妨げられる」とは仕事や家庭、学校での活動も影響を受ける、という意味です。しかし症状は重いものでなく、うつ病をはじめとするほかの精神疾患の診断基準を満たすほどではありません。

そのため適応障害には、「どの病気の診断基準も満たさないほど症状が軽い場合につける病名」という側面もあります。

「過激な行動や突発的な暴力へと走りたくなる感情」は自傷行為やオーバードーズ（薬の大量摂取）を指していますが、これもまず見かけません。

適応障害の主症状が、うつや不安であることは間違いありません。しかし、それはあくまで「うつ状態」であって、うつ病とは呼べないのです（後述します）。

適応障害を発症してからの経過についても、次のような定義があります。

1）経過については、発症は通常ストレッサーの発生から1ヶ月以内であり、遅くとも3ヶ月以内である

2）症状の持続は通常6ヶ月を超えない、遷延性抑うつ反応の場合も症状の持続は2年を超えない

このような定義があるため、適応障害と診断された人の症状が、その後重くなった場合は、「適応障害が重症化した」とは考えず「ほかの病気が発症した」と見なされます。例えば、発症してから2年を超えた抑うつ反応は、うつ病や気分変調症、と診断されます。

適応障害と診断されてから15年以上が経過している皇后雅子さまの症状も、現在は適応障害ではなく、軽いうつ病か気分変調症と見るべきだと思います。

Q3 「うつ状態」と「うつ（うつ病）」って、違うんですか？

A 主に、症状が続く「期間」が異なります

うつ状態とは、文字通り、ゆううつな気分のことを指します。悲しい気持ちになったり、不安な気持ちになったりもします。

これに加えて、意欲の障害や、思考力や集中力の障害を示すことも見られます。期間や順番などを考慮せず、ある時点で、いわば横断面的に見たとき、このような状態を示す用語が、「うつ状態」です。

うつ状態の段階にとどまるならば、病気とはいえません。

仕事や学業で失敗したとき、恋人と別れたときに、人がゆううつな気持ちになるのは、当たり前のこと。むしろ、人間にとって自然で、健康的な感情の動きであって、誰もが経験するものではないでしょうか。

適応障害は、一過性で軽いうつ状態に相当しています。また前述の通り、適応障害は明確なストレスが原因で発症します。

うつ病は、うつ状態が病的なレベルにまで進行したものを指します。

人間にとって正常な反応として見るべきうつ状態＝適応障害と、病的なうつ状態＝うつ病と分けるポイントは、うつ状態が続いている期間です。

「うつ病」と診断されるのは、うつ状態が数週間という長期にわたり継続するときです。そのため、適応障害のような一過性のうつ状態とうつ病は、はっきり区別されます。

ただし、適応障害を発症した後もうつ状態が長引いて、うつ病になる人もいます。

また、初期のうつ病と、適応障害の区別もつきにくいものです。後ほど説明するように、うつ病は必ずしも特定のストレスが原因で発症するものではありません。しかし現実には、対人関係のトラブルなどがきっかけになることが多い。

そのような、明らかなストレスがある場合のうつ病の初期症状と、適応障害とを見分けられるかというと、かなり難しいと思います。

Q4 うつ病になると、どんな症状が表れますか？

A 抑うつ、抑制、身体的症状の3つを覚えておいてください

「うつ病」について、もう少し詳しく見ていきましょう。

うつ病の主な症状は、次の3つです。


1つめの症状は**「抑うつ」**です。

うつ病と聞いて、一般的にイメージされる症状が、これだと思います。必ずしも原因ははっきりしないのですが、重苦しく、暗い気持ちになります。悲しくなり、楽しい、明るい感情が失われます。

抑うつが酷《ひど》くなると、不安やイライラも出てきます。ときには、生きていること自体に悲観的となり、自殺することばかり考えるようになります。自責的になり、いろいろな物事の原因が自分にあるように感じてしまいます。

2つめの症状は**「抑制」**です。

症状としては聞き慣れない言葉ですが、これは思考や行動における「意欲の低下」を指しています。例えば、物事の判断がつかない、思考が滞《とどこお》る、意識を集中できない、などです。

特に「決められない、判断ができない」という患者が多いようです。

行動面でも意欲が低下し、仕事でもプライベートでも、何をするにも億劫《おっくう》になり、根気がなくなります。より重症になると一日中部屋に閉じこもり、一歩も外出しないまま何週間も入浴しないという状態にまでなることもあります。

3つめの症状が**「身体的な症状」**です。

うつ病は、心だけの病ではありません。身体にも症状が表れるのです。

特に目立つのは、睡眠障害と食欲障害です。

睡眠障害は、寝つきが悪い（入眠障害）、眠りが浅い（熟眠障害）、深夜や早朝に目が覚めてしまう（中途覚醒、早朝覚醒）などの組み合わせで表れます。

そのほか、食欲不振や、それに伴う全身のだるさも、多く見られます。かなりの体重減少を示す例もあります。ただし、一部のうつ病患者は過眠、過食を示すこともあります。

さらに胃腸の痛みやもたれ、めまいや頭痛などの不定愁訴《しゅうそ》的な症状を示すことも珍しくありません。

抑うつ、抑制、身体的な症状の３つの症状がそろっていれば、うつ病が疑われます。もっとも、**一度に３つの症状が表れるとは限りません。**例えば、抑うつを伴わない場合もあります。「よく眠れない」「食欲がない」といった身体的症状が中心で、本人もまさか自分がうつ病とは思いもよらないケースです。

Q5 うつ病になる原因は？

A ストレスがなくても、うつ病になる人がいます

繰り返しますが、適応障害は、特定のストレスがきっかけで発症するうつ状態です。

一方、うつ病とストレスとの関係は、適応障害ほど明確ではありません。ストレスが引き金になるうつ病もありますが、ストレスを含め、きっかけらしいきっかけが見当たらなくても、うつ病になる人はいます。

これも、適応障害とうつ病との大きな違いです。

ストレスをきっかけとしないうつ病を、かつては「内因性うつ病」と呼びました。内因性うつ病は、いわば先天的なうつ病です。その人が置かれた環境や状況がどうあれ、「いつか発症する」かもしれない性質を持っています。

症状の特徴は、「朝から午前中にゆううつ感が強く、夕方になると回復する」など、1日のうちに気分が変動する症状や、深夜や早朝の覚醒、思考や行動の抑制です。

反対に、ストレスをきっかけに発症するうつ病が、「反応性うつ病」です。

こちらは後天的なもので、その人が置かれた環境や個人的な状況を原因として発症します。

昔から「生活状況が大きく変わると、うつ病になる場合がある」と言われます。

リストラ、離婚、各種のハラスメントなど、ネガティブな出来事がうつ病の原因になることは、想像しやすいでしょう。

しかし、一見ポジティブで、喜ばしい出来事であっても、うつ病の引き金になることがあります。例えば、昇進や結婚、妊娠、引っ越しなどです。いずれも、本人にとって大きな環境変化であり、ストレスを抱えやすいのです。

反応性うつ病のこうした特徴は、適応障害と非常に共通点があります。

「適応障害だと思っていたら、抑うつ症状が長引いている。これはうつ病と診断したほうがよさそうだ」という場合も、時折あります。ストレスの原因を取り去る、という基本的な治療方針も似ています。私も、患者の話を聞いて「これはオーバーワークのせいだ」「これはパワハラのせいだ」といった明らかなきっかけを発見できたら、投薬をしつつも、患者が置かれた環境を変えられないか、考えていきます。

とはいえ、内因性うつ病と反応性うつ病とを区別するのは簡単なことではありません。症状も重なり合っているため、精神科医が診察しても、せいぜい「いずれかの傾向が強い」と言える程度です。

そのため現在では、内因性うつ病と反応性うつ病とを区別せず、ひとまとめに「うつ病」と呼ぶのが普通です。

今でも、内因性うつ病という言葉を使う医師もいます。明らかに環境要因が見当たらず、しかし抑うつや抑制の症状が強いという患者ならば、そのように診断してもいいだろうと思います。

Q6 「ストレスから不安やうつ状態に」は、普通の反応では？

A 人間として正常な反応。「適応障害は病気ではない」とする議論も

繰り返しになりますが、不安にしろ抑うつにしろ、適応障害に見られる症状は、人間が生活していれば誰しも抱く感情と、質的には何ら違いはありません。

上司に叱られたショックで眠れない、夫婦げんかで落ち込む。恋人と別れたときに強いストレスを感じ、一時的に不安になり、うつ状態になる。

人間なら、これはごく普通のことです。食欲がない、夜眠れないなどの症状が出ても、通常は数日から1～2週間ほどで元に戻ることを、私たちは経験的に知っています。病院にかかるほど悪化するのは、まれです。そして適応障害とは、まさにこの「誰もが経験したことがあるストレス反応」のことを指しています。

にもかかわらず、ＩＣＤ－10は適応障害を精神疾患のひとつとしてカテゴリー化しています。

アメリカ精神医学会（ＡＰＡ）が作成した診断基準「ＤＳＭ－５」も、ＩＣＤ－10と並

んで世界的に使用されていますが、やはり適応障害を精神疾患として定義しています。

実は、適応障害を「病気」として扱っていいのかとする議論は、いまだにあります。また診断基準そのものも、あいまいな部分があります。

ＩＣＤ－10の診断基準には「日常生活に支障が出たら」適応障害とありますが、支障の程度までは詳しく記されていません。また「社会的機能や行為が妨げられる」という診断基準にも解釈の幅があります。1日でも会社や学校を休んだら適応障害と呼んでいいのかといったら、微妙なところです。

いずれにせよ、適応障害とは、うつ病の診断基準を満たさない、軽度のうつ状態であり、一過性のものです。極論すれば「何もしなくても、すぐに治る」ことがほとんどです。

ただし、症状が長引いてうつ病と診断されることもありますし、会社を欠勤する、学校を欠席するなど、正常な社会生活を送れないほどの症状なら、病院にかかるべきです。

一般的には「その状態が1～2週間続いたら」通院をおすすめします。

Q7 適応障害は「新型うつ」の一種？

A 間違いではありませんが、かなりあいまいな説明です

確かに、適応障害を扱う書物の中には、「新型うつと似たものだ」といった記述も見られます。それはそれで間違いとは言えませんが、医師としては、かなり「あいまいな説明」だと言わざるを得ません。

新型うつは、近年になりマスコミが使用するようになった言葉です。「うつ病で休職中なのに、海外旅行に出かけるなど、自分の趣味の活動には積極的な人」などの特徴で知られています。

このように、状況によっては普通に過ごせる点、気分が不安定に上下する点は、ストレスのもとから離れると速やかに回復する適応障害と、確かによく似ています。見る人によっては「とても病気には見えない」「単なるわがままでは」「サボっているだけ」など揶揄《やゆ》されるところも、そっくりです。

しかし実は新型うつ自体、定義があいまいなものです。病院などでこの診断名が使用

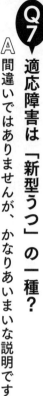

されることはありません。

そもそも、不安や抑うつなどの症状が長期間継続することが、われわれ精神科医が「うつ病」と診断するための条件です。ストレスがないところでうつ状態が消えたり、短期間のうちに状態が変化したりするものは、うつ病とは呼べません。

実は、「新型うつ病」という医学用語はありません。

誤解を恐れずに言うなら、「新型うつ」とは、マスコミが受けを狙って作り上げた言葉であり、「偽」のうつ病なのです。

医学的な実態のない病気であり、医療の世界には存在していない病気、とも言えます。この病名を診断書に用いる精神科医もいませんし、定義もはっきりしなければ、信頼に足る学説も出ていません。過去、医学論文で新型うつという言葉が扱われたことも、おそらくほとんどないだろうと思います。

そのため「適応障害は新型うつに似ている」という表現は「あいまいなものをあいまいに説明している」だけになってしまいます。医師が口にする言葉として適切ではないと、私は思います。

Q8 「適応障害」は増えている？

A 実態は、まだつかめていません

誰しも発症する可能性があるのが適応障害ですし、実際、誰もがかかったことがあってもいいのが適応障害です。適応障害と無縁でいられるのは、ストレスのない人だけ。でも、そんな人は、現実にはいないはずです。

ただし、「適応障害と診断された患者が増えている、減っている」といったデータは採りにくいのが実情です。少なくとも、適応障害について熱心に調べている医師は、あまりいないか、いてもごく少数です。

そのため適応障害の有病率について、詳細に検討した報告は、あまり多くありません。有病率の経時的な変化について詳細なデータは見られませんが、最近の研究では以前よりも高い有病率が報告されています。

ただし診断基準の相違もあり、今後の検討が必要です。

また、私たち精神科医がカルテに「適応障害」と書くケース自体、そう多くはありません。仮に適応障害の診断基準を満たしていても「うつ状態」「不安状態」など、症状を書いて済ませてしまう場合が多いのです。

というのは、症状の時間的な変化を見ないと、最終的に適応障害と診断できるかどうかわからないからです。

患者さんの方から「自分は適応障害ではないか」「診断書にそう書いてください」と自己診断してやってくるケースもまれです。

適応障害は、発達障害やうつ病といった精神疾患に比べて、まだ「定着していない」病名でもあるのです。

さらにいえば、**私たち精神科医から見ても、正直なところ、初診の時点では、すぐに治る適応障害なのか、うつ病なのか、区別がつかない例も多いです。**

「うつ病かもしれないけど症状は軽い、もしかしたら適応障害かな」と予測をするのが、せいぜいです。再診に来られたときに症状の改善があれば「やっぱり適応障害だったんだ」。その後も改善に時間がかかり、診察に通い続けるようだと「どうやら、これはうつ病だ」とわかってきます。

しかし、本当に適応障害なのだとしたら、すぐに回復してしまいますから、そもそも診察が長続きしないケースが大半です。後になって「やっぱり適応障害だったんだ」と知るチャンスもない、ということです。

とはいえ、把握されているデータ以上の患者がいることも、また確かだろうと思います。

一部明らかになっているところでは、アメリカなどの大学病院における共同研究によると、ほかの診療科から精神科へ依頼があったケースの20％あまりが適応障害として診断されました。

『今日の精神疾患治療指針』（医学書院）には、全住民調査で2～8％（平均6％）、精神科外来患者の5～20％、リエゾン・コンサルテーション（往診）で10～50％と、高い数字が出ています。

また、**一般に適応障害は、成人よりも若年者における頻度が高率で、性別では女性に多い傾向があることが報告されています。**

加えて、うつ病でさえ病院にやってくるのは患者全体の数分の1であることが知られています。うつ病の有病率が仮に3％だとすると、日本の人口1億2000万人のうち、400万人以上のうつ病患者がいると試算できます。

一方、厚生労働省の患者調査によると、受診者は100万人。つまり、うつ病患者として診察を受けているのは、患者全体の4分の1に過ぎません。

うつ病でも病院にかかる人はこれほど少ないのですから、より症状の軽い適応障害で病院にかかる人は、ごくわずかでしょう。

しかし、その背後には、数倍、数十倍規模の患者さんが隠れていると考えるのが自然でしょう。

Q9 皇后雅子さまは、今も「適応障害」？

A 発症から15年以上。うつ病の一種である気分変調症だと思います

適応障害の著名人といえば、現時点では皇后雅子さまと、女優の深田恭子さんの２人だろうと思います。

深田恭子さんは、適応障害を理由に突然の休養を発表しました。その後復帰を果たしましたが、私からは、本当に適応障害だったかどうか、はっきり申し上げることはできません。発症のきっかけとなったストレスが何なのか、公表されていないからです。

失恋が原因とも、休みをとるための口実に適応障害を利用しているとも、さまざまな噂が飛び交いましたが、現時点では、医師として何か明確に述べるだけの材料がありません。

ただ、最近になって復帰のために元気な姿を見せていることを考えると、少なくともうつ病など重症の疾患ではなかったと言えると思います。

いっぽうで、皇后雅子さまは、報道などからある程度のことが明らかになっています。日本でもっとも有名な適応障害の事例として、発症の経緯を振り返ってみたいと思います。

雅子さまについて、適応障害という病名が発表されたのは2004年の7月のことですが、1993年の結婚当時から、雅子さまは強いストレスにさらされていたと考えるのが妥当です。

民間から皇室という特殊な家に嫁がれ、国民からの注目も浴び続けてきた雅子さまのストレスを、一つひとつ挙げ始めると切りがないかもしれません。しかし、皇太子と結婚した雅子さまを何より苦しめたのは、やはり「お世継ぎ問題」だったろうと思います。ハーバード大学出身のエリート外交官である雅子さまにとって、その経歴が生かされることなく、ただ子どもだけを望まれるストレスがどれほどのものだったか。

婚姻に関する記者会見から1年（ご結婚後約8ヶ月）経ったことにあたり当時予定されていた両陛下の記者会見が、雅子さまの風邪のために延期されただけで「ご懐妊では」と臆測が飛んださいには、皇太子（当時）が、

「あまり周りで波風が立ちますと、コウノトリのご機嫌を損ねるのではないかというふ

うに思います」

と釘を刺したほど。

しかし、その後も雅子さまは、なかなか子どもができないことを責められ続けました。

それは、宮内庁や皇室から次のような声があがるほど、露骨なものでした。

「とにかく一人産んでくれればいいんですから」

「これは国事行為ですから妃殿下に産んでいただくよう諭してください」

「産んでくれれば日本経済のGDPも三％上がるんだから」

（『雅子妃 悲運と中傷の中で』友納尚子 文春文庫）

一般常識に照らし合わせれば、こうした発言はハラスメントそのものです。いくら皇室でも、子づくり、出産はプライベートの問題。そこに土足で踏み入るような発言は失礼きわまりない。雅子さまの意思を尊重しない、重大な人権侵害行為です。

あらためて感じられるのは、当時の宮内庁とその周辺の人たちは、女性を「子どもを産むための装置」としてしか見ていなかったということです。

実は現在にいたっても、多くの人が同じような考えをいまだに持っているのではないかと懸念されます。このような人権意識の希薄さについては、しっかりと見直す必要があると考えます。

2000年2月には、皇太子みずから、

「医学的な診断が下る前の非常に不確かな段階で報道がなされ、個人のプライバシーの領域であるはずのこと、あるいは事実でもないことが大々的に報道されたことは、まことに遺憾であります」

と批判しました。それでも、雅子さまをとりまく状況は変わりませんでした。

雅子さまが体調不良を理由に行事を欠席するようになったのは、2000年の夏頃からです。

2001年になり、ようやく授かった子どもが、愛子内親王です。しかし誕生したのが女児だったことは周囲を落胆させ、世継ぎとなる男児の出産が待望されるばかりでした。この当時の雅子さまは、宮内庁の意向で世継ぎづくりを優先するために外国訪問を減らしたことを示唆しています。

２００４年には、皇太子夫妻のヨーロッパ訪問に雅子さまが同行しないことを、宮内庁が発表しました。これにさいし「週刊女性」（２００４年5月11日・18日合併号）は、関係者のコメントとして次のように掲載しています。

「雅子妃が皇室に嫁がれる決心をされたのは、その（＝外交官としての）キャリアが新時代の皇太子妃に必要という周囲の説得があったから。が、現実には、そういう場や機会がまったくない。……それが次第に人間不信にまで高じていったというのが今の実状。雅子妃の皇室内での孤立は深く、実に深刻なものがあります」

「雅子妃は皇太子妃としての立場に自信をなくし、人間関係の悩みから心身ともに疲れており、事態は伝えられているより深刻」

のちに「週刊新潮」（２００６年9月21日号）が、２００４年春の長野静養の頃の雅子妃の様子を、次のように伝えました。

「何かやろうとすると、腹痛、頭痛、目眩《めまい》、起きられないなどの症状が出ます。また、気持ちの中で出口が見られずに、非常にイライラすることも」

このように、不安・焦燥感と睡眠障害に加えて、さまざまな身体的な不調が見られています。いずれも、適応障害によく見られる症状です。

そして2004年5月、皇太子による「人格否定発言」が、世間に衝撃を与えることになります。欧米歴訪前の記者会見で、皇太子は次のように述べました。

「雅子には、外交官としての仕事を断念して皇室に入り、国際親善を、皇族として大変重要な役目と思いながらも外国訪問をなかなか許されなかったことに、大変苦悩しておりました。(中略)雅子にはこの10年、自分を一生懸命、皇室の環境に適応させようと思いつつ努力してきましたが、私が見るところ、そのことで疲れ切ってしまっているように見えます。(中略)雅子のキャリアや、そのことに基づいた雅子の人格を否定するような動きがあったことも事実です」

けれどもこの発言をもってしても、マスコミや一般の人たちに対して、十分な効果は見られませんでした。むしろ、マイナスに作用したかもしれません。その後も、バッシングは続きました。雅子さまに同情的な意見も見られる一方で、「雅子妃も皇太子も、自分の職務に無責任」との批判もなされました。

2004年6月には、慶応義塾大学保健管理センター教授（当時）の大野裕医師が雅子さまの主治医に。

そして同年7月、宮内庁は雅子さまの病名を「適応障害」と発表したのです。雅子さまを取り巻くつらい環境によって抑うつ状態が生じ、それが慢性化した状態だったと考えられます。

現在の雅子さまの病状は、どうなのでしょうか。

発症から15年以上の長い月日を経ていますが、病状の回復が報じられつつも、療養はまだ続いています。

マスコミでは、さまざまな症状は一進一退であると報じられることがたびたびありました。公務は休みがちなことが多く、久しぶりに姿を現すと、それがまた話題となりました。

しかし、「皇族としての義務を果たしていない、仮病ではないか」という心ないバッシングがやむことはありませんでした。さらに宮内庁側もしっかりと擁護する姿勢を見せていません。

批判は雅子さまの主治医にも及びました。

それでも雅子さまはじっとつらい状況を耐え忍んでこられました。こうしたつらい時期を何年も耐え忍んだことは、とてもお気の毒だったと思います。

皇后に即位して以降の好調ぶりが伝えられることもあります。皇室という特殊な環境にも変化があるように感じられます。が、「治った」と判断できる材料は、まだありません。

もっとも、定義の上では、症状が2年以上継続したら、適応障害と呼ぶのは不適当です。正しくは、うつ病の一種である気分変調症であろうと思います。

うつ状態のほか、疲れやすい、頭痛やめまいがする、夜眠れないといった症状に対し、通常の薬物療法と精神療法が行われているものと推測します。

あらためて振り返ってみましょう。

雅子さまの不調の原因は、自身のキャリアを生かせる外国訪問の機会を与えられない、皇室のしきたりとの軋轢《あつれき》など、複数あったと考えるのが自然であるように思います。

それでも、最大の要因は世継ぎ問題ではなかったでしょうか。男児出産のプレッシャーや、それに伴うバッシングが、ストレッサーになった可能性が高いと言えます。

ただでさえ、皇室という特殊な環境に身を置き、そこから逃れられないストレスは大変なものだろうと思います。

民間からの初のお輿《こし》入れだった上皇后美智子さまも、さまざまなプレッシャーの中で、一時「失声症」と診断されたことが思い出されます。適応障害ではありませんが、失声症もストレス反応のひとつという意味では、適応障害と似ているものです。

雅子さま、美智子さまを見る限り、適応障害を発症しやすい「特性」があるとは思えません。

本人の資質以上に、ストレッサーの強さと持続が、発症の大きな要因になったと考えられます。

Q10 「適応障害」は、新しい病気ですか？

A 昔は「心因反応」と呼ばれていました

そもそも適応障害という用語は、近年になって登場した診断基準によって作成された「新造語」で、古くからあるものではありません。

従来は、適応障害という言葉が使われることはほとんどなく、かわりに「心因反応」と呼ばれていました。それが今は、適応障害という言葉に置き換わっている。

私が見るところでは、１９８０年代は心因反応という言葉を使い、90年代から欧米の診断基準に従って適応障害という言葉に置き換わっていった印象です。

心の病の診断においては、こういうことがよく起こります。

従来の診断においては、ひとつの病気について複数の病名がついていることも多く、また病気の定義もはっきりとはしていませんでした。そのせいで、医師や研究者の間でも情報の伝達がスムーズにいかず、国際的な研究も進みにくいという課題がありました。

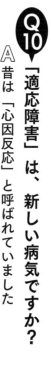

この課題を解決するために開発されたのが、「操作的診断基準」と呼ばれるものです。病気の診断を客観的に行うためのガイドラインが設けられており、その手順にしたがえば、正しい診断が可能だとされます。

本書でもたびたび紹介しているＩＣＤ－10と、ＤＳＭ－５が、その代表的なものです。ＩＣＤ－10は世界保健機関（ＷＨＯ）が、ＤＳＭ－５はアメリカ精神医学会（ＡＰＡ）が開発しました。

ＩＣＤ－10とＤＳＭ－５は似ている部分も多いのですが、ＩＣＤ－10の方が従来診断に近い内容が多く、ＤＳＭ－５は新しく命名された病名が採用されている場合が多いとされます。

また、どちらも世界的に使用されている診断基準ですが、ＩＣＤ－10は診療統計などに使用されることが多いのに対し、ＤＳＭ－５は臨床的な研究に使用される傾向があります。

日本では、障害年金の診断書や自立支援医療の診断書など、公的な書類の診断はＩＣＤ－10に基づいて行われるのが一般的です。

さて、ＤＳＭは、さまざまな新しい病名を提唱したことで知られています。今ではよく聞くようになった「パニック障害」「ＰＴＳＤ」などの病名も、ＤＳＭがつくったもの。この点については医師の間でも評価が分かれています。

というのも、ＤＳＭによりこれまでの病気が整理されて、新しい病気としてまとめられ、それが診療や研究に役立ったとする意見がある一方、単なる言い換えにすぎないという意見もあるのです。

さらに強い批判もあります。

ＤＳＭは、あらゆる精神的な状態も「障害」に変えてしまい、「病気」を捏造《ねつぞう》したという批判です。適応障害と定義される症状は確かに存在するのですが、主に「軽いうつ状態」であるものを、わざわざ適応障害と呼ぶことが適切なのでしょうか。

それでも「適応障害」という病名が少しずつ浸透しているのは、医師の側にも事情があります。

というのも、適応障害という病名には「使いやすい」側面があるのです。

例えば、「抑うつや不安などの症状が出ているけど、うつ病とまでは言えない」など、ほかの精神疾患の診断基準を満たさない場合が、それにあたります。

また、**より重い心の病をカムフラージュするために、適応障害を利用するケースもあります。**

例えば、患者が勤務している会社に提出する診断書を作成する場面。本当はうつ病でも、適応障害と書くことがあります。

これは、患者さんが置かれる状況を考えてのことです。うつ病だとわかれば、会社側は休職など、それなりに手のかかる対応を迫られます。復職しても、発症以前の働き方にすぐ戻せるわけではありませんし、現実には「この人には責任ある仕事はむずかしいかな」と退職に追い込むようなケースも考えられます。

そこまでいかないまでも、うつ病などの精神疾患に強い偏見を持っている人は、いまだに存在しています。

こうなると、医師も「うつ病」と書くさいには慎重にならないといけません。ウソを書くわけにはいきませんが、職を失ったら、治療どころではなくなってしまいます。

少し脅かすような話をしてしまったでしょうか。

もちろん、そんなひどい職場ばかりではありません。

うつ病が職場の問題として認知された今、うつ病による休職は珍しいものではないし、休職制度が導入されている職場であれば、多くの場合、淡々と手続きが進んでいくことでしょう。

幸い、従業員の心身の健康管理に意識的な企業は、年々増えてきています。

しかし残念ながら、中には「仕事をサボっているだけ」「やる気がないだけ」といった心の病に対する差別、偏見、無理解が残る職場もあります。そのせいで「うつ病と会社に伝えたら、何をされるかわからない」という不安を抱える患者さんもいるのです。

実際、心の病をカミングアウトしない選択をする患者さんの方が、多いかもしれません。

医師としては、患者さんのそのような事情に配慮しなければなりません。うつ病とは書かず、しかし休職して治療に専念できる、当たり障りのない病名をつけてあげたい。

そんなときに、適応障害はちょうどいい隠れみのになる、というわけです。
昔はうつ病にかわり「心因反応」と書くことも、よくありました。「統合失調症」も、以前は「神経衰弱」と書かれたものです。

ちなみに、**「自律神経失調症」も、うつ病のカムフラージュとして、よく使われる病名です。**

自律神経とは、ふだんは無意識のうちに働いて内臓や血管などをコントロールする神経のことです。昼間活動しているときに活発になる「交感神経」と、リラックスしているときに活発になる「副交感神経」がうまくバランスすることで、私たちの健康を維持しています。

そのバランスが崩れるのが、自律神経失調症です。だるさ、頭痛、めまいなどの不調が主ですが、抑うつやイライラ、不安も、自律神経失調症の症状のひとつです。

特に、うつ病の患者さんの診断書には、半分ぐらいのケースで自律神経失調症と書かれている印象があります。

「病名の扱いがいいかげんすぎないか。デタラメを書いているのではないか」といぶかる人がいるかもしれませんが、医学的にはどれも間違いではありません。実際、自律神経失調症には抑うつの症状がありますし、逆にうつ病も、発症すると自律神経が失調し、夜眠れなくなったり、身体がのぼせたりします。

念のためお断りしておきますが、もちろん、精神科医が好き勝手に診断書を書いていいわけではありません。私も、診断書を書くときには、必ず患者さんの事情を聞いています。「うつ病と書いてください」と言う人もいれば、「うつ病とだけは書かないでくれ」と言う人もいます。

診断書は重要な書類ですが、学術的な正確さを必要とされているわけではありません。当人の治療が円滑に進むためのツールであり、本人の状況に応じた内容を作成することが求められるのです。

診断書によって、本人が不利な状況となってしまえば、それは本末転倒なのです。

2章 何がきっかけになるのか、どうすれば治るのか

ポジティブな出来事も適応障害のきっかけに

適応障害の治療において一番大切なのは、原因となったストレスと距離を置くか、ストレスを取り除くかして、しっかり休むことです。

幸いにして、多くの場合は患者本人がストレス要因を自覚しています。「何が原因かわからない」「どうしたらストレスを取り除けるのか、見当もつかない」ケースは、ほとんどないと思います。

ただし、覚えておきたいのは、いかにもストレスにつながりそうなつらい出来事ばかりが問題ではない、ということです。「昇進して部下を持った」「結婚して子どもが生まれた」「定年退職した」など、一般的には「おめでたい」とされている出来事も、その人の受け取り方しだいで大きなストレスになります。

極論すれば、ある人にとっては嬉しい出来事も、別の人には、適応障害を発症するほどのストレスになる可能性があります。「ありとあらゆること」が、ストレスの原因になる可能性がある、といっていいと思います。

要因を列挙してみましょう。

人間関係……失恋、いじめ、パワハラ、セクハラ、死別、虐待、親きょうだいとの不和、性的な不満
健康問題……妊娠・出産、病気、ケガ、慢性疾患、後遺症、睡眠不足
生活環境……引っ越し、貧困、不安定な収入、犯罪多発地帯での居住、借金、自然災害
仕事……就職、昇進、上司・部下とのトラブル、定年退職、失業、業務上の著しい困難、ハードワーク、目標未達

このように、適応障害の引き金となるストレスの要因は、いくらでもあるのです。

私たちの身近にある適応障害

人は、どんな経緯で適応障害を発症するのでしょうか。ここでは、よくあるケースを紹介します。

ケース（1）「新型コロナのせいで……」

入社以来、営業一筋に働いてきたAさん。Aさんにとって、営業という仕事は天職でした。人に会うのが大好きで、取引先に「Aさんのおかげで助かったよ」と言われることが、何よりの喜びでした。

人懐こくて、社交的。そんなAさんを慕う人は、社内外に少なくありませんでした。毎日のように取引先や同僚とお酒を楽しみ、週末にはゴルフをともにすることも。

部下の面倒見もよく、営業成績に悩む部下にアドバイスする姿が、よく見られました。

ところが、新型コロナ禍が、Aさんの人生を大きく変えました。在宅でのリモートワークに切り替わったことが、大きな要因です。

取引先や部下、同僚とのやりとりはオンラインになり、ひとり自宅のパソコンに向き合う日々が始まりました。

若い部下たちは「これで仕事が効率的になる」「家族との時間を大事にできる」と喜んでいますが、Aさんは仕事に面白みを感じられなくなりました。

「実際に顔を合わせてお客の話を聞いてこそ、営業だと思うんだが……」

Aさんは独身で一人暮らしです。仕事上の人付き合いが絶たれると、食卓も一人ぼっち。食欲がわきません。

寂しさをまぎらわそうと、オンライン飲み会を企画したこともあります。しかし、それも長くは続きませんでした。はじめは誘いに乗ってくれた人たちも、しだいに愚痴が増えてきたAさんを、煙たがるようになりました。

そのうちに、一人でいるときも、お酒に手が伸びるようになりました。毎晩、たくさんの人と飲んで笑っていた頃がウソのようです。

緊急事態宣言から3ヶ月が過ぎた頃、眠れなくなりました。お酒を飲んでも寝つきが悪く、睡眠不足が続いています。食欲は戻らず、体重が落ち始めました。しかし「最近やせたんじゃない？」と心配してくれる人はいません。

幸い、リモートワークのおかげで、コロナに感染するリスクの少ない生活です。

しかし、仕事をしている昼間も、不安や焦りを感じることが、よくあります。

かつて「営業は、お客のもとに繰り返し足を運ぶことが大事なんだ」と語っていたAさんですが「時代遅れの働き方なのかもしれない」。

いつまでこの生活が続くのだろうと思うと、また不安が募ります。

ケース(2)「せっかく就職できたのに……」

大学を卒業し、春から社会人となったBさん。第1志望だった企業に就職でき、前途は明るい。そう思っていました。

しかし働き始めて1年が過ぎた頃から、朝起きられなくなり、欠勤を繰り返すようになりました。何があったのでしょうか。

学業成績は良好、人当たりもよいので友達にも恵まれていたBさんですが、すこし「天然」なところがありました。約束をすっぽかしたり、聞き間違いをしたり、忘れ物をしたり。

それでも、持ち味だったユニークな発想力で友人たちを楽しませていたBさんを、まわりは「しょうがないなあ」と笑って許してくれました。本人も「ついうっかり」を言い訳にして、悩まずにすんでいたのです。

ところが、職場では毎日叱られてばかりです。

職場でのBさんは「うっかり」のレベルを超えていました。

上司に仕事を頼まれた数秒後には忘れてしまい、叱られる。

プレゼン資料を取引先に置いてきて、叱られる。

締め切りの迫った仕事をしているのにコーヒー休憩に出て、叱られる。

1日の用事をまるごと忘れたこともあります。

叱られるとわかっていても、直りません。自分がやりたいことを、つい優先してしまうのです。

面倒見がよい上司に、手取り足取り細かく指導されるのも嫌でした。自分のペースで働きたいのに、上司のルールを押し付けられているかのようでストレスでした。ストレスがたまるほどミスは増え、上司の指導もエスカレートしていくのでした。

ある日のことです。たまりかねた上司がついに「いつまで学生気分でいるんだ」「役立たずだな、社会人失格だ」とBさんをきびしく叱責しました。それを見ていた同僚や先輩たちにも、呆《あき》れられてしまいました。

Bさんが欠勤を繰り返すようになったのは、それからです。

仕事を休んで家にいる時間は、好きな本を読んだり、映画を観たりと、ふだん通りに過ごすことができます。

しかし、夜から朝にかけては不安でたまりません。「これから仕事か」「また叱られるのか」と思うと心も身体も重くなり、何も手につかなくなってしまいます。

ベッドに入って眠ろうとしても「役立たず、社会人失格」と叱責された記憶がよみがえります。自分はダメな人間だ。自分なんていない方がいい。そう思うと、涙があふれます。

不眠が続いたのをきっかけに、精神科を受診しました。今は、ひとまず休職しながら、自分の特性を生かせる仕事を模索しています。

ケース（3）「部下との関係づくりが……」

平社員だった頃のCさんは、間違いなく優秀な会社員でした。上司の指示を正確に理解し、求められた以上の成果をあげ、少々無理な仕事量でも、深夜残業などせずに片づけてしまう。上司にとっては頼れる部下でした。

「新設する部署の、リーダーになってほしい」と命じられたときは誇らしい気持ちになりました。同期トップでの昇進です。

「まだ若い、リーダーは早いのでは？」という声も一部にはありましたが、Cさんなら大丈夫だろうと、多くの人が期待を寄せました。

会社の期待に応えるため、Cさんは奮闘しました。

新しい仕事は、これまで以上にハードでした。単純に仕事量が増えただけでなく、「部下をマネジメントする」という新しい役割もあります。それでも「自分は期待してもらっているんだ」と思うと、やる気が湧いてくるのでした。

ところが、新しい部署に異動になってから、Cさんのやる気は少しずつ失われていきました。リーダーになってまもなく、抑うつや不安を感じるようになり、「期待に応えられない」焦りが徐々に大きくなっていきました。

スポーツで鍛えた体力のおかげか、ハードワーク自体はさほど苦にならないのですが、部下たちとの関係が悩みの種でした。

平社員だった頃は、上司に与えられた仕事をひとり黙々とこなしていれば、評価はついてきました。それが今は自分が上司の立場。部下の仕事に責任を負いつつ、部としての目標を達成しなくてはいけません。

しかし、Cさんが思うような成績を、部下は出せませんでした。それならばと、仕事のやり方を細かく指導するのですが、部下は納得がいかない顔をしています。

どうやら部下は「頭ごなしに非難されている」「自分の努力を、Cさんは認めてくれない」と不満をためこんでいる様子。部下との信頼関係づくりにと、面談の時間をとったり、飲み会に誘ったりしたこともあります。でもどうしても、部下の本音がわからないのでした。

そのうち社内で「あそこの部署がうまく回っていないようだ」と噂が立ち始めました。

「やっぱり、まだ早かったのではないか」

「部下として優秀だったからといって、いい上司になれるとは限らない」

そんなヒソヒソ話が聞こえてきます。

会社の期待を裏切ってしまった。自分は上司としてふさわしい人間ではなかった。大きなショックでした。日々の仕事にも身が入らなくなりました。人事部に「今からでも平社員に戻してほしい」と相談していいものかと、迷っています。

ケース(4)「伴侶を失って……」

妻の急死から2ヶ月。2人で30年あまりを過ごしたマイホームには、Dさんが一人遺されていました。

四十九日を過ぎ、妻を失った直後のショックや喪失感は和らぎはじめています。遺品整理も一段落し、ようやく落ち着いた暮らしが戻ってきたかのように見えます。しかし、突然の生活環境の変化に戸惑いを隠せません。

Dさんは、長年勤めた会社を定年退職したばかり。妻が亡くなったのは、2人で過ごす老後をのんびり楽しみたいと、あれこれ思いを巡らせていた矢先のことだったのです。仕事と、伴侶を同時に失ったDさんは、途方に暮れていました。「これからどうやって生きていけばいいんだろう……」。

新しい環境に慣れなくてはいけない、成長して巣立っていった子どもたちにも心配をかけてはいけないと、自分を奮い立たせた時期もあります。現役だった頃は家事を妻に任せきりでしたが、自炊を始め、掃除をしていると、少しはゆううつな気持ちが紛れるようでした。毎日決まった時間に目覚め、決まった時間に食事をとり、決まった時間に就寝することで、生活のリズムを整えました。

ですがやっぱり、一人きりの暮らしには馴染めないままです。1日の大半を誰ともしゃべらず、ぼんやり過ごしている生活には、張り合いがありません。「妻がいない家は、自分の家じゃないみたいだ」と感じます。

最近はなんだか身体もだるく、外に出かける気にもなれません。

こうなると、暇つぶしの手段は、もっぱらお酒です。あまりお酒に強くないDさんですが、お酒に酔っているうちは、寂しさを忘れ、楽しい気持ちになります。しかしその効果は一時的なもの。酔いがさめれば、さらに落ち込んでしまいます。

すでに独立している子どもたちも、Dさんのことを気にかけています。たびたび連絡を入れては、

「何か新しい趣味をつくろうよ。スポーツは？　楽器は？　友達もできるよ」

などと、Dさんを励ましています。

ですが、気が進みません。

これまで人間関係といったら、職場の同僚たちに限られていました。今から新しい環境に飛び込んで人間関係をつくるなんて、とてもうまくできるとは思えないし、考えるだけで気が滅入《めい》りそうです。

「妻は社交的だったな」

「妻が生きていれば、こんな思いをせずにすんだのに」

不意に始まった一人きりの老後を、どう過ごせばいいのだろう。Dさんが考えるのは、それればかりです。

今はよくても、病気になったらどうしよう。

認知症になったら、誰に相談したらいいんだろう。

自分は一体、何のために生きているんだろう。

不安ばかりを感じているのに、新しい何かを始めることができず、妻のいない生活に慣れないまま毎日を過ごしています。

ストレスから距離を置くことが最優先

前述の通り、ほとんどの適応障害の患者さんは、何がストレスとなって発症したのか、自覚しています。

例えば「上司の叱責が原因」だとわかっているなら、人事に相談して異動願を出す等の対処ができます。業務内容そのものがストレスなら、転職も選択肢のひとつでしょう。失恋の痛手を受けたとしても、時間の経過とともに、ストレスは和らいでいくものです。

裏を返せば、原因となったストレスから距離がとれないと、根本的な治療は難しいといえます。薬物治療などで一度はよくなっても、そもそものストレッサーを取り除かない限り、再発する可能性が高いままです。

例えば、パワハラ上司の叱責を長期間にわたり受け続けたことが発症の原因なのだとしたら、上司が替わるか、本人が異動しない限りは、ストレスは続いてしまいます。引き続き上司の隣で働き続けないといけない環境では、回復は期待できません。

そのため現実問題として、職場でのストレスが発症の引き金になった場合では、「同じ職場環境で働きながら治す」のは難しいと思います。

そこで出てくる有効な選択肢が**「休職」**です。

物理的に職場から距離をとり、十分に休養すれば、少なくとも職場内のストレスを原因とする適応障害は、快方に向かいます。また、その間に会社側も環境改善に動くことができます。

そのために私たち医師も「1～2ヶ月の休職を要する」「復職にさいしては配置転換の考慮を要する」といった内容の診断書を書くわけです。

さまざまな事情から休職が無理なら、勤務時間の短縮をすすめる診断書を書くこともあります。具体的には、残業や深夜業務の禁止、時短勤務などです。

なお、私が休職をすすめるケースでも、最初は2週間～1ヶ月の短期間からです。その後は回復具合をみながら、復職するか、休職を続けるか、検討します。

思うように回復せずに、結果的に休職が1年間に及ぶことになるかもしれませんが、いきなり長期の休職をすすめることはありません。仕事内容や経済的な事情にも配慮が必要ですし、復帰が難しいと見なされて患者さんが職場で厳しい立場に立たされるリスクも避けたいからです。

「十分な休養」も特効薬になる

ストレスから距離を置きつつ、生活改善、精神療法、薬物療法を併用して、症状の軽減を目指していく。これが適応障害の治療の基本方針です。

私からは、まず休養を十分にとるようおすすめします。

休養といっても、特別なことをする必要はありません。入院患者のように「何もせずベッドで横になる」のも、かえってストレスがたまります。

むしろ、普通の暮らしがいいのです。

ただでさえ、会社や学校に行かなくなると、生活のリズムが乱れやすくなります。起床したら朝日をあびる、適度な運動をする、お酒はほどほどに、夜ふかしをせずに睡眠をしっかりとるなどして、規則正しい生活を意識しましょう。すると、自律神経のバランスも整います。

休養のさいに心がけたいのは、「治そう、治そう」と焦って欲張らないことです。**適度に活動し、適度に休みながら、心身の回復を待つ、ぐらいにのんびり考えておくのがよ**

いと思います。

適度な運動もすすめられますが、**あくまで「適度」であることが大切です。**

特に「このスポーツがいい」というものもありません。ちょっとした散歩程度の運動で十分、心にも身体にもよい効果があります。クタクタになるほどの激しいスポーツは、怪我をする危険もありますし、かえって逆効果です。

うつ病の予防や治療に運動が効果的であることは、さまざまなデータが示しています。

例えば、有酸素運動の量によって被験者114万人以上を3つのグループに分け、それぞれを比較したところ、運動量がもっとも少なかったグループは、運動量がもっとも多いグループよりも、うつ病になる確率が約75%も高かったという報告があります。

「パーッと気分転換」は逆効果

心がけるのは、規則正しい生活と、適度な運動。逆にいうと、激しい運動や、「気分転換」と称して旅行に出かけたりするのは、避けた方がいいでしょう。

繰り返しますが、適応障害の予防や治療には、休養がなによりも有効です。

適応障害は、心身が衰弱している状態ともいえます。人間の活動に必要なエネルギーそのものが、落ちているのです。そんな状態では、元気なときならよい息抜きになることが、かえってストレスになりかねません。「家でじっとしていなさい」とまでは言いませんが、無理な気分転換は逆効果だということです。

失われた心身のエネルギーを回復するためには、**根を詰めるような作業や、健康な時に楽しんでいた趣味も、しばらく控えていただきたい**と思います。旅行や負担のかかるレジャーは、かえって状態を悪化させてしまうことがあるのです。

これは、適応障害の患者さんの周囲にいる人たちにも、心がけてほしいことです。善意からかもしれませんが、

「皆でパーッと騒げば気持ちもスッキリするよ」

「休養も飽きたでしょう。たまには遊びに行こうよ」

と遊びに連れ出したり、お酒を飲ませて騒いだりしないことが大事です。

適応障害の患者さんには、それ自体がストレスになります。羽目を外しすぎてトラブルでも起こそうものなら、よけいに症状を悪化させるだけです。

元気なときには、見知らぬ土地に旅行に行くことは新鮮かもしれませんが、体調の悪

い時期には、むしろ負担にばかり感じられます。

思い切り遊ぶのは、十分に睡眠をとり、のんびりして、元気を取り戻してからにしましょう。遊びと休養は分けるべきです。

「お酒」はうつの天敵

ストレス解消法の代名詞である「お酒」も、実はうつの天敵です。

第一に、アルコール自体にうつ状態を引き起こす性質があります。落ち込んだ気分を和らげるためにお酒を飲む人が多いですが、その効果は一時的なもので、逆にアルコールの作用としてうつを誘発したり、悪化させたりする恐れがあります。

「お酒を飲んでストレス発散」どころか、「お酒を飲むからうつになる」のです。

実際、うつ病患者の少なくない割合が、アルコールの問題を抱えています。うつ病が悪化すれば、さらにアルコールの量が増えるという悪循環も、よくあるケースです。

「そこまで大量に飲んでいないから」と、油断はできません。少量のお酒でも、それを毎日続けていたら、立派なアルコール依存症予備群です。

「1日に日本酒2合」なら一般的には大酒飲みではないですが、十数年続けたことでアルコール依存症になった患者を知っています。

また、よい睡眠にとっても、アルコールは天敵です。

特別「お酒好き」ではなくても、寝つきをよくするため、あるいは眠りを深くするために、少量のお酒をたしなむ方もいるかと思います。

効果がないわけではありません。寝つきは多少、よくなることでしょう。アルコールの麻酔作用によるものです。

ところが、メリットを上回るデメリットがアルコールにはあります。**「お酒を飲むとすぐ眠れるけど、眠りが浅くなってしまう」**のです。

それは、アルコールが体内で分解されるさいに発生する物質「アセトアルデヒド」が、覚醒度を高めるためです。また、アルコールの作用で尿がどんどん作られるために、夜中に目が覚めて、トイレに立つ機会が増えます。

このように、アルコールは睡眠全体の質を改善してはくれません。睡眠のためにお酒を飲むなら、睡眠薬を飲むほうが体にはいいぐらいです。

さらにアルコールは飲む量によっては、翌日に持ち越してしまいます。これもさまざまな症状を悪化させる原因になりかねません。

不安や抑うつが強いときは抗うつ薬も使う

薬物療法としては、必要に応じて、抗うつ薬、抗不安薬、睡眠薬を使うこともあります。うつ病に使う薬と基本的に同じですが、適応障害の場合は「より少量で短期」が基本です。

抗うつ薬にも3つのカテゴリがあります。1つは、古典的な三環系抗うつ薬。2つめが、その後に開発された四環系抗うつ薬です。3つめが、最近主流になっているSSRI（選択的セロトニン再取り込み阻害薬）、SNRI（セロトニン・ノルアドレナリン再取り込み阻害薬）などの新規抗うつ薬です。これらは、セロトニン、ノルアドレナリンという脳内の神経伝達物質に作用する薬です。

現在、「ストレスなどが引き金になってセロトニン、ノルアドレナリンの分泌が減ると、うつ病を発症する」という仮説があり、SSRI、SNRIの有効性はその仮説を裏付けています。脳内に一度放出されたセロトニンが再び細胞に回収されるのを防ぐことで、脳内のセロトニンやノルアドレナリンの量を増やす薬なのです。

もっとも、**セロトニン、ノルアドレナリンの減少がうつ病の原因とする説は、今もなお仮説の段階です。**

この説は、「おそらく本当だろう」とされていますが、十分に証明されているとはいえません。脳の中はいまだにブラックボックスです。うつ病に限らず、脳の中で何が起こっているのか、薬がどう作用しているのか、現在の科学では細かく調べる方法はないのです。

なお、2000年代の初期には、SSRIの副作用として「自殺を促す作用がある」と報告されたことがあります。SSRIが不安焦燥感、衝動性や攻撃性を誘発するというのです。

しかし、それはSSRIに限られたものではなく、抗うつ薬全般に言えることであるとわかってきました。また、抗うつ薬の影響を受けなくても、うつ病の急性期には自殺のリスクが常にあります。

そのため現在では、SSRIと特定せずに、抗うつ薬全般について自殺のリスクに注意するようになっています。

抗うつ薬の効果によってうつ病の回復期に至った場合、症状はよくなっているものの さまざまなことが不安定な状態にあることは珍しくありません。不安や抑うつは改善し ていたとしても、意欲は不十分で通常の日常生活に戻れていないこともしばしばです。ま た職場復帰や家族との関係など、処理しないといけないことが数多く存在しています。

こうしたアンバランスな状態において、思いつめた状態になり自殺が起こりやすいの で注意が必要なのです。

問診するだけでも症状は軽くなる

適応障害の治療では、カウンセリングも行います。

ただ、カウンセリングと聞いて多くの人がイメージされるようなものとは、ずいぶん 違うと思います。患者の家族関係や、これまでの生育歴を詳しく聞いていくようなカウ ンセリングではないのです。

むしろ、「今」患者さんが困っていることや、「今」患者さんが置かれている状況につ いて問診をするだけでも、かなりの効果があります。

適応障害の患者さんの多くは、自分が言いたいことを抑えて、誰にも悩みを打ち明けられないまま、ストレスを溜め込んでいる状態にあります。

そのため、これまで言えなかった患者さんの言い分や、患者さんが置かれた詳しい状況を聞いてあげることそのものが治療となり、症状が落ち着くケースが少なくありません。

そのあとで、話をする中で生活指導をしたり、「こんなふうにしたらストレスが和らぐかもしれない、人間関係のトラブルを避けられるかもしれない」などと、生活面での困りごとを解決する方法を一緒に考えていきます。こういった客観的な視点も、重要なヒントとなることが多いようです。

「1～2週間、不調が続いたら」受診を

「何もしなくても、すぐに治る」ケースが多い適応障害ですが、抑うつや不安のために会社を欠勤する、学校を欠席するなど、通常の社会生活に苦労するようなら、病院にかかるべきです。

一般的には「その状態が1～2週間続いたら」通院をおすすめします。

「朝起きられない、起きようとしても全く身体が動かない」となると、うつ病の初期症状かもしれません。「朝、体が鉛のようにだるい」と、うつ病の患者さんはよく言います。

不眠もよく見られる症状です。寝つきが悪かったり（入眠困難）、一度寝ついても2～3時間で目が覚めてしまったり（中途覚醒）、あるいは両方の症状があります。症状としては、中途覚醒のほうが深刻です。

うつ病とまでいかなくても、ストレスが原因で眠れない経験は、誰しも心あたりがあるのではないでしょうか。

メカニズムとしては、PTSD（心的外傷後ストレス障害）に似た部分もあります。

PTSDとは、ポスト・トラウマティック・ストレス・ディスオーダーのことになります。大災害や戦争、あるいは暴力など、危うく死に至るような強烈な出来事がトラウマとなり、発症します。原因となった出来事が鮮明によみがえる「フラッシュバック」現象や、不安、恐怖、睡眠障害などが主な症状です。

適応障害による不眠も、フラッシュバック現象に近いものが原因と考えられます。ふとしたときに、強いストレスを感じた記憶がよみがえり、神経がたかぶって眠れなくなるのです。

例えば、上司からちょっとした小言をもらった場面が何度も頭をよぎって、嫌な気分になる、といったケースです。多くの人はそこで「なにくそ」と奮起したり、思い思いのリラックス法を試すなどして、ストレス反応が長引くことはありませんが、1日ならともかく1週間も続くようだと、治療の対象と考えられます。

ちなみに、発達障害の患者さんの中にも、嫌な場面を10年以上も覚えている人がよくいます。

後述しますが、発達障害の中でもASD（自閉症スペクトラム障害）と診断される人は、物事を見たまま覚えてしまう「映像記憶」があるなど、記憶力がいいのです。私の患者さんにも、中学時代の先生に言われた言葉を覚えていて「いつかあいつをぶっ殺したい」と、30歳になった今も繰り返している人がいます。

こうしたフラッシュバックそのものに効果のある薬物療法は見出せていないのですが、前述のSSRIが有効であるケースも見られています。

さらに状態を改善するためには、当人の現実の生活を充実したものにすることが必要です。

3章　適応障害になりやすい性格とは

「ストレス耐性」が低い人が発症しやすい

ＩＣＤ－10には、適応障害について「個人の素質や脆弱性《ぜいじゃく》は発症の危険性と症状の形成に大きな役割を果たしている」と書かれています。

これは「適応障害を起こしやすい人には特性がある」ということを言っています。その人の特性しだいで、ストレスに対する反応は、おどろくほど変わります。例えば、同じ職場のＥさんは元気に働いているのに、隣の席のＦさんはひどいストレスを受けて、適応障害で苦しんでいるといったケースも、十分に考えられます。

同じストレスを受けていても、そこで見せる反応は人によってまちまちです。もちろん、あまりに強いストレスを受けると、個人の特性がどうあれ、適応障害を発症する可能性はあります。自然災害や家族との死別、余命宣告などが、よい例です。

逆に、ストレスが小さくても、個人の特性しだいでは耐えきれません。

人それぞれが持つ特性によって、ストレスに対する耐性が決まってくるのだとしたら、適応障害を起こしやすい人の特性とは、どのようなものでしょうか。

いろいろありますが、一般に挙げられるのは、もともと精神的に弱さがある（脆弱、フラジャイル）ということです。

例えば、**元来心配性な人やちょっとしたことで傷つきやすい人、対人関係が苦手な人などは、同じストレスを受けても、反応が出やすいのです。他人に依存して仕事や生活をしている傾向が強い人も、ストレス耐性が低い傾向があります。**

依存性の強い人は、生活上の決定を自分でできません。何かにつけて頼っている人の意見を聞かないと先に進めません。

しかしそのように依存できる対象がいつまでも存在しているわけではないし、大人になれば自分で決定することを求められる場面が多くなってきます。このため依存性の強い人は、さまざまなできごとに対してストレスを感じやすいのです。

それから、知的障害とまではいかないまでも、知的水準が低い人は、ストレス反応が強く出やすいようです。

周囲から期待されるレベルの仕事ができない場合もありますし、上司に注意されてもその内容を理解できなかったり、理解のスピードが遅かったりすることが、影響します。そんな特性を上司など周囲が理解し、配慮してくれる職場ならいいのですが「これぐらいのこと、当たり前にできなくてどうする」という感覚で叱られるような環境だと、その人にとっては適応障害を発症するほどのストレスになるかもしれません。

繰り返しますが、ストレスがあまりに強いと、個人のストレス耐性がどうあれ、適応障害を発症する可能性はあります。しかし、ストレス耐性が弱い人ほど、発症しやすいのも、また事実です。

例えば、昇進するなどして「仕事で高い目標を達成しないといけない」という状況に置かれたとします。誰しも少なからずストレスを感じるシチュエーションですが、反応のしかたは、やはり人それぞれです。

「これもいい経験だ」「自分を成長させる絶好の機会だ」と前向きにとらえ、上司や同僚に相談しつつも力をつけ、乗り越えていく人もいるでしょう。また、どんな仕事にも面白みを感じられる人なら、目標達成のための努力や、少々の失敗も苦にはならないかもしれません。

しかし逆に、人に相談するのが苦手だったり、「この仕事は自分には向いていない」「こんな仕事をしても意味がない」と思い込んでいるようだと、ストレス反応が強く出てしまいます。

ストレスからは「逃げる」が勝ち

ストレス耐性が低いと、適応障害を発症しやすい。そう聞くと、

「じゃあ、ストレス耐性を鍛え、ストレスに強くなれば、適応障害を発症しにくくなるのでは？」

「何かいいトレーニングがあるに違いない」

と考えたくなります。

また、ストレス耐性が高い人の目には、ストレス耐性が低い人が「鍛えていない人、努力をしない人、だらしない人」に見えているかもしれません。

実際、メディアが「こうすればストレスに強くなる」「ストレスから逃げるばかりでは

いけない」といった記事を発信しているのを見聞きすることもあります。

しかし、精神科医としては、ストレス耐性を高めようと努力するのは、あまりおすすめできません。

その努力が100％ムダとは思いませんし、ある程度ストレスに「慣れる」こともできそうですが、私が患者さんを見ている限りは、それも本人のキャパシティ次第という印象です。

ここでいう「キャパシティ」とは、思考能力やコミュニケーション能力、身体能力など、人間が持つさまざまな能力や才能を総合したものだと考えてください。

実際のところは、生まれつきのキャパシティ（能力）に恵まれた人は、その結果としてストレスに耐える力も高いのです。

残念ながら、そうした能力の上限は、ある程度先天的に決まっています。努力によって後天的に高めようと思っても限界があるということです。

4時間睡眠で元気に活動できる人がいる一方で、どうしても8時間眠らないと健康を崩してしまう人がいます。大した練習もせずにホームランが打てるバッターもいれば、そうでないバッターもいます。その差は努力や工夫では埋められません。

同じように、ストレスに対する反応にも埋めがたい個人差があります。失恋のストレスから3日で立ち直る人もいれば、適応障害を発症し、半年引きずる人もいる。それは、その人の特性で、ある程度決まってしまっています。

そのため診察室では「ストレスを避けましょう」とアドバイスをすることが大半です。ハードワークが原因なら仕事量を減らす、特定の誰かがストレスになっているなら関係を断つか距離をとる。ストレス耐性を高める努力より、ストレスから逃げる方を優先してもらいます。

ストレスに立ち向かうよりは、うまくそれを避けることの方が、多くの場合実際的です。特に問題が人間関係の場合、相手のあることですから、問題の相手に「戦い」をいどんでしまうと、際限がなくなることもあるので注意が必要です。

「自分はどんなときにストレスを感じるのか」を知る

もっとも、生きていればある程度のストレスを経験することは避けられません。またストレスとの付き合い方を、どこかで学ぶ必要もあります。

なぜなら、自分の特性を理解し、「自分はどんなときにストレスを強く感じるのか」わかっていれば、その後の対処がしやすくなるからです。ストレスに苦しめられず、適応障害になりにくい仕事探しも、できることでしょう。

例えば、一人でいるのが好きで、周囲に人がいると気疲れしてパフォーマンスがガタ落ちする、という人がいます。

こういう人には、研究室に一人でこもるような仕事や、新型コロナ禍で浸透した在宅勤務（リモートワーク）がぴったりでしょう。新型コロナ禍のステイホームで人に会えなくなって寂しいどころか、むしろ元気になっているかもしれません。

反対に、職場で仲間とワイワイ働くのが好きな人にとっては、一人ぼっちがストレスになります。コロナ禍以降のリモートワークで強い孤独を感じ、

「早く以前のような働き方に戻りたい」

「寂しくて〝コロナうつ〟になりそうだ」

と嘆いているのは、こういう人たちです。

彼らに「以前のように、1ヶ所に人が集まる働き方には戻らないから諦めてください」

というのも、なかなか酷な話です。

ここで何を言いたいかというと、こういう自分の特性を早めに理解していれば、適応障害のきっかけになるようなストレスをあらかじめ避けられるようになる、適応障害から身を守れる、ということです。


特に職場のストレスに関していえば、20代までに自分の特性を理解しておくと、その後もうまくやれることが多いようです。

自分の特性を理解するという意味で、非常に役立っているのが、学生時代のアルバイトです。

これは、有名大学に通う発達障害の患者さんの話です。受験で成果をあげられるぐらいですから、基本的な能力は高い人なのですが、飲食店で接客のアルバイトをしたところ、全然向いていないことがわかったそうです。

それは発達障害のひとつである「ADHD」の特性のためでした。

「一度にいろいろ言われると混乱する」

「レジも苦手なので、いつも多めにお釣りを渡していた」

「どんどん客が来ると、何をやっているかわからなくなる」

ということで、ひどいストレスを感じたといいます。

しかし、長い人生でみれば、これもいい経験です。こうした自分の特性を把握できれば、次からは接客の仕事をはじめとして、ストレスの少ない環境を選べるようになるからです。不得意なものは不得意なまま。**自分を変えるより、環境を変える方が簡単だと思います。**


あるいは、ストレスフルな状況に対処する「スキル」を身につける、という手もあります。

例えば、発達障害やうつ病などの患者さんを対象に実施される、ソーシャルスキルトレーニングです。グループワークの形式で、

「上司から叱責されたら、どういう対応をしたらいいか」

「人から誘われたけど行きたくない場合、どうやって断ったらいい？」

といった社会生活上の状況を設定し、ストレスを減らす知恵を学ぶものです。私が勤

務する烏山病院でも、主に発達障害の人を対象に実施しています。

こうしたトレーニングにより、個人のストレス耐性そのものが高まるわけではないのですが、「苦手なストレスからの逃げ方、かわし方」がうまくなる印象です。適応障害の予防にも、効果があるといえるのではないでしょうか。

私も、身をもって体験したことがあります。

複数の病院長が参加する、理事会でのこと。

某理事がいつもG病院長をガンガン責めるので、私たちはうんざりしていました。前触れもなく意地悪をしてくるので、物理的には逃げようがありません。しかも気の毒に、やられる人はだいたい決まっている。G病院長はそんな「狙われやすい」人だったのです。反論しても、某理事はよけいにヒートアップするばかりでした。

大の大人が人前で責められるというのは、なかなか大きなダメージです。最初のころのG病院長は、顔を真っ赤にしてつらそうに反論していました。

でも、われわれも少しずつ利口になりました。責められても何も言わず「うんうん」とうなずいていると、そのうちに収まるとわかってきたのです。

G病院長も、大きなストレスを感じることなく、受け流せるようになってきたようです。ストレス耐性が高まったわけではありません。ストレスの直撃を避けられるようになった。**「反論しない」という、ストレスのかわし方を覚えたわけです。**このような場面は、実際の生活においても、しばしば見られると思います。

ストレスを生み出す「考え方」もある

適応障害の発症のしやすさには、ストレスをためやすい物の考え方、感じ方も関連していると考えられています。

物事を悲観的、否定的にとらえる傾向は、ストレスのもとです。

また、「真面目で責任感が強い人ほどストレスをためやすい」などとよく言われますが、それもあながち間違ってはいません。

真面目で責任感が強ければ、理不尽なほど量が多い仕事を上司に押し付けられても、「これが自分の仕事だから」「会社のために自分ががんばらないといけない」などと、なんとかこなそうとするでしょう。人にも相談せず、一人で仕事を抱え込むような傾向も、あるかもしれません。そのうちに心身が消耗し適応障害を発症する、というのは十分にありえることです。

実際、うつ病の患者には、物事を悲観的、否定的にとらえる偏った思考パターン（**認知の歪《ゆが》み**）**があることが知られています。**

この点は、正確に言えば、うつ病の患者だけではなく、広く一般の人に見られる思考パターンなのですが、うつ病の患者には、偏りがより多く見られるのです。

認知の歪みとは、次のようなものです。

●根拠のない決めつけ……「友人に（SNSの）メッセージを送ったのに返事がない」といったとき、普通なら「忙しいのかもしれない」「メッセージを見落としているのかもしれない」「もう少し待てば返事があるだろう」などと推測が働くのですが、感情が先に立つと、「自分は嫌われている」「自分はないがしろにされている」などと、否定的な結論に飛びついてしまいます。

●**過度の一般化**……例えば、たった1回「プレゼンでミスをした」というだけで、「次も絶対に失敗する」「いつも悪いことが起きる」と思い込む。

たった1回、恋人にフラれたというだけで「自分は一生、誰からも愛されることはないんだ」と悲観する。

このように、一部の事実だけを取り上げて、「いつも」「みんな」「絶対に」などと一般化してしまう傾向です。

●**0か100か**……「良いか、悪いか」「敵か、味方か」「ゼロか、100か」「白か、黒か」など、何事もはっきりさせないと気が済まず、極端な思考から抜け出せません。

こうした考え方がストレスのもとになるのは、世の中は白黒はっきりつけられることばかりではないからです。

仮に大嫌いな人がいたとしても「あの人とは30%ぐらい気が合わないけど、70%は嫌いじゃない」などと、白でも黒でもないグレーゾーンがあるものですし、その方が普通の状態です。それなのに完璧主義を貫こうとすると、自分を追い込み、ストレスが強くなってしまいます。

仮にウマの合わない上司や同僚がいたとしても、相手の人格を全面的に否定することは避けないといけません。そもそも100％完全に信頼できることなど実際はありえないからです。

●自己関連づけ……「同僚が仕事でミスをした↓自分がもっとサポートしていれば避けられたのに……」「子どもが勉強しない↓自分はダメな親だ」等、何かよくないことが起こったとき、本来自分とは関係のないことまで「悪いのは自分だ」と責任を感じてしまいます。「責任転嫁」とは正反対に、必要のない責任まで背負い込もうとするため、ストレスから逃げられません。

このような「自責的」な思考は、生真面目な人に多く見られます。それ自体責任感のある内容ではありますが、過度になると自分自身がメンタルダウンしてしまうので、注意が必要です。

●べき思考……「〜するべき」「〜でなければならない」というルールをみずから作り、そのルールにとらわれています。結果、自分に厳しくなり、ルール通りにできない自分を追い詰めていきます。

例えば「男性は正社員として働き、妻子を養っていくべきだ」という思い込みが強い人は、失業するとダメージが大きい。「自分は人生の落伍者だ、生きていく資格がない」とまで思い込んでしまうかもしれません。「こんなこともあるかもしれない、あんなこともあるかもしれない」と柔軟に考えることができないのです。

他人に対しても、自分が「〜すべき」と思う方向にコントロールできないと、ストレスや怒りを感じがちです。

認知行動療法で「考え方」を修正できる?

認知の歪みは「自動思考」とも言います。意識しないまま頭に思い浮かび、自分でも気が付かないうちに思考を支配してしまうためです。この思考のくせによって、個人の行動が支配され、時にはマイナスの方向に助長することがあります。

そのせいで、認知の歪みを直そう、矯正しようと思っても、なかなかできません。

まわりの人からすれば「それは単なる思い込みじゃない？」と言いたいところですが、本人はいたって真剣に、自分は中立的で正しい考え方をしていると、信じているのです。

そこで登場したのが、治療者の指導や集団療法によって認知の歪みを本人に自覚してもらい、改善しようとする治療法です。

それを**認知行動療法**といいます。

例えば「友人からの返信がない。自分は嫌われている」「上司に呼び出された。リストラされるに違いない」「離婚した、もう二度と人に愛されない」などと悲観にくれている人に対し、そう決めつける根拠があるのか、ほかの見方ができないか等の意見を述べたり、「また、べき思考に陥っていますよ」などと認知の歪みの自覚を促しながら、そこから抜け出せるよう導いていきます。

薬を使わずにうつ病や不安障害を治せるかもしれない、日々のストレスを減らしてポジティブに生きられるようになるかもしれない、ということで、認知行動療法に期待する患者さんは少なくありません。認知行動療法を推奨する医師も多いですし、２０１０

年には日本でも保険適用されました。

ところが、適応障害やうつ病について、認知行動療法を実践している病院やクリニックは、ごくわずかしかないのが現状です。多くの治療施設においては、以前と変わらず、薬物療法が中心です。

私自身は、認知行動療法については「一定の効果はあるかもしれないが、治療の手段としては、現在の日本では現実的ではない面が少なからずある」と考えています。

国立精神・神経医療研究センターの菊池安希子先生は認知行動療法について、ネット上で、次のように説明しています。

・認知行動療法は、心の苦痛や症状、問題行動などの幅広い精神保健上の問題を改善するために、患者さんの考え方（認知）や行動に働きかける対話型の心理療法です。

・英語ではCognitive Behavioral Therapyであることから、略してCBTと呼

ばれています。世界中で治療に使われており、幅広い精神保健上の問題についての有効性が医学研究によって立証されています。

・ときには落ち込んだり、不安になったり、やらなくても良いような行動をとってしまったりすることは、人にとって自然なことで、誰でも体験します。ですが、それがあまりにも繰り返されたり、長く続いたりする時には、心や体に悪循環が出来上がっているのです。

・CBTでは、現在の生活の中で困っていることについての悪循環を明らかにして、適した対処法を見つけていきます。「現在の生活の中で困っていること」の中には、過去の出来事がきっかけとなって、現在の考え方や行動に影響を与えている場合も含みます。

（認知行動療法：どんな治療？ どこで受けられるの？ 費用は？ どのくらい時間・期間がかかるの？　https://www.premedi.co.jp/ お医者さんオンライン /h00224/）

この説明を一読すると、認知行動療法は多くの人に推奨される治療法のように思えますが、実際の利用はごく限られたものとなっています。

認知行動療法の普及が進まない理由は、いくつかあります。

ひとつは、認知行動療法には多くのマンパワーと時間が必要な点です。

認知行動療法を実践するには、丁寧に患者さんの話を聞かなければならず、そのためには時間がかかります。一人あたり1回の診療が30分あまり、ときには1時間程度必要となります。

また診療の回数も、当初は少なくとも毎週1回は必要です。

ところが、多くの病院や民間の診療所は時間に追われていて、通常の再来患者なら一人あたり5分〜10分、つまり1時間あたり7人のスピードで診察をしているのが実状です。それぐらいのスピードでなくては、お待ちいただいている患者さんを診察しきれないのです。

このような状況で認知行動療法を取り入れても、十分な数の経験豊かな治療スタッフを確保しない限り、適切な診療は行えません。しかし現在の保険の診療報酬では、新たな人員を雇うことは困難であるため、病院側の採算がまったく合わないのです。

その結果、いま本来の認知行動療法を実践しているのは、研究目的か、あるいは認知行動療法を専門としている医師や病院に限られています。そういった専門施設においても、保険の適応外とし自費診療としている施設が大部分です。

さらに、通常の保険診療で認知行動療法を行っているという治療施設も存在していますが、満足できる内容とは言えないものがほとんどのようです。

また、すべての患者さんに認知行動療法が向いているとも思えません。この治療法の対象となる患者さんは比較的限定されているということを認識しておく必要があるでしょう。

というのも、認知行動療法の中には、ストレスの原因となった出来事に向き合って、言葉にしてもらうプロセスがあります。それは当時のつらい感情を思い出すプロセスでもあり、認知行動療法自体が大きなストレスになりかねません。

みずからのマイナス面に向き合うため、患者さん自身が精神的に強く、しっかりしていなければ、認知行動療法に耐えられない可能性があるのです。

問診しているうちに気持ちが不安定になり、「こんなことやあんなことがあって、つらかった！」と泣き出してしまうケースもありますし、その後もつらい場面が繰り返しフラッシュバックしてしまうことも起きています。適応障害になりやすい人、身の回りの出来事によって反応性にうつ状態になりやすい人は、自分の経過を振り返ること自体、大きなストレスになるわけです。

従って問題に直面し、その時の自分の考えや思いを振り返ること、そこから今後の対処方法を考えていくことには、しっかりした精神面の強靭《きょうじん》さが必要になります。

このためには、認知行動療法を開始する段階において、ある程度精神的な症状が安定していることも必要になります。不安やゆううつ感が強い場合には、治療を受け入れる余地が患者さんの側にないからです。

さらに費用と時間の問題も重要です。これは認知行動療法に限らず、心理療法、精神療法のすべてに言えることですが、健康保険の枠内で行える治療は限定的です。

価格は病院によってさまざまですが、個人療法においては、1回30分から1時間の診療時間で、5千円から1万円あまりの費用がかかるのが一般的です。

また毎回しっかり受診することが必要であるため、時間の余裕がないと利用が難しいという側面があります。

そしてもうひとつの問題は、「認知行動療法には、本当に効果があるのか？」という点です。

もちろん「効果がある」と示している論文はたくさんあります。しかし、認知行動療法に耐えられるほど精神的に強い患者が選ばれ、なおかつ通常の臨床では不可能な手間をかけて行われた研究で効果が出たからといって、同じ効果を一般の臨床でも期待できるのかどうかは、疑問な点があります。

さらに、「臨床でも効果が出ている」という事実があったとしても、それは本当に認知行動療法のおかげなのかどうか、検討することが必要です。

先ほど「問診するだけでも、適応障害が改善することがよくある」とお伝えしました。ふだん悩みを人に打ち明ける機会のない患者の話をしっかり時間をかけて聞くだけで症状が大きく改善することが、精神科では珍しくないのです。

つまり、治療者が時間をかけて熱心にその人の状況や気持ちを聞き、それを受け入れることで、患者の状態が回復に向かうことが、しばしばあるということです。この「熱心に関与する」といった点が治療には重要であり、それは認知行動療法という形式を必ずしもとる必要はないのかもしれません。

結論としては、認知行動療法は有効な治療法ではあるでしょうが、現状では、あまり現実的ではない面が多いことは認識しておくべきであると、私は思います。

薬物療法には批判的な一方、認知行動療法については必要以上に称賛し推奨する人を見かけることがありますが、これには注意が必要でしょう。

HSPは適応障害になりやすい？

HSPも発達障害も、最近になって登場した「流行」の病名です。

まずHSPについて。正しくは、Highly Sensitive Person、「敏感気質な人」という意味です。一般的には「生まれつき敏感で、ささいなことで傷つきやすく、疲れやすい人」「音や光などの刺激が負担になる」「病気ではなく気質（性格）であって、治療するものではない」などと理解されているようです。

そう聞けば適応障害を起こしやすい特性にも思えます。環境の変化にも敏感で、不安やうつがひどくなることもある、と聞きます。

私のところにも、「自分はＨＳＰだと思うから診断してくれ」と診察にやってくる人がときどきいます。**しかし今のところ、ＨＳＰは医学用語ではないし、定義もはっきりしていません。**私から確実なことは言えないのです。


感覚過敏という点では、適応障害より発達障害に近いものをＨＳＰには感じます。

一部の発達障害の人には、感覚過敏が見られます。音や匂いなど、特定の刺激に対して過剰に反応するため、それがストレスになるのです。

一番多く見られる感覚過敏は、皮膚感覚です。

例えば、下着のタグがチクチクして気になるから絶対切りとる、（コロナ禍以前から）人と手をつなぐのが苦手、などです。「生野菜は一切食べない」など、食べるものに偏りがあるのも、口の中の感覚が繊細だからです。ＨＳＰと、よく似ています。

匂いのこだわりもあります。私が診察している人は、化粧品やスプレーなど、あらゆる強い臭いが苦痛で電車にも乗れず、引きこもっています。

特定の色にこだわるケースもあります。発達障害をカミングアウトしている漫画家の沖田×華《ばっか》さんは青いものが好きで、服も文房具も青ばかりだそうです。

感覚過敏も、ひどい場合は日常生活に苦労します。ある女性は感覚過敏のために、周囲がうるさいと仕事ができないということで、フロアの隅に仕切りを作るなどの配慮をしてもらっているそうです。

「発達障害の人は、適応障害になりやすい」

発達障害も、最近になって注目されるようになった疾患です。

私は、昭和大学附属烏山病院で発達障害の専門外来を担当しています。その経験からいうと、「発達障害の人は、適応障害になりやすい」と言い切っていいように思います。

発達障害とは、生まれながらにして脳機能になんらかの偏りがあり、その偏りによって生活上のさまざまな問題が生じるもので、とりわけ大人になってからは仕事上の問題が生じることをいいます。

発達障害には、いくつかの種類があります。具体的には、**注意欠如多動性障害**（ADH

D)、アスペルガー症候群を中心とする**自閉症スペクトラム障害（ASD)**、限局性学習障害（LD）などです。

そのうち症例が多いのはADHDとASDです。成人では、さまざまなデータがありますが、**ADHDが人口の5％前後、ASDは人口の1％前後だといわれています。**

ADHDは「多動・衝動性」と「不注意」が主な症状です。多動・衝動性は「落ち着きがない、待てない、一方的に早口で話す、不用意な発言をしてしまう」など、不注意は「忘れ物が多い、指示を忘れる、集中力に欠ける、ケアレスミスが多い」などが特徴です。

「自分も心あたりがあるな」と思う方も少なくないかもしれません。ただ、発達障害の人の症状はかなり極端です。

例えば、「羽田空港で待ち合わせをしていたのに、成田空港に行ってしまった」というエピソードを話してくれた患者さんがいます。これはADHDの特性である不注意からくるもの。この患者さんは東京六大学出身で、正常以上の知能を持っているのですが、それでも、このように普通ではありえない間違いをしてしまいます。

また、衝動性のせいで「太ったね」「頭わるいね」など、言ってはいけないことをつい我慢できず口にしてしまう傾向があります。こういった不用意な発言で、人間関係を悪化させたり、会社における立場を危ういものにしがちです。

ＡＳＤの主な症状は、ひとつは**「コミュニケーション、対人関係の持続的な障害」**です。これは「人の気持ちがわからない、場の空気が読めない、いつも孤立している」などが特徴です。

例えば、学校からの帰り際、先生に「道草を食わないように」と言われ、真顔で「道に生えている草を食べたりしません」と答えた、といったエピソードがあります。言葉の裏に隠れている意味を読み取ることができず、比喩や冗談、皮肉なども、言葉の通りに受け取ってしまうのです。これでは、日常的なコミュニケーションですら苦労します。

そもそも、ＡＳＤの人は他人に関心がわずかしかありません。ＡＳＤの人が他人と会話をするときの視線を計測すると、普通の人なら相手の顔や目を見るところ、ＡＳＤの人は相手の身体や背景を見ていました。人の顔を見る、視線を合わせる、ということをあまりしませんし、極端なことを言えば、彼らは「人と物体を同じような視点で見ている」ことさえあります。

人を怒らせてしまう発言は、ＡＤＨＤにもＡＳＤにも見られますが、ＡＤＨＤの場合は衝動性が原因なのに対して、ＡＳＤの場合は他人への無関心が原因です。

ＡＳＤにおけるもうひとつの症状は**「限定された反復的な行動、興味、活動」**。

こちらは「外出の道順や列車の時刻表など特定のことに興味が偏る、自分なりのルールがある」などが特徴です。

こうした特徴は、いわゆる「オタク」の人たちとも共通します。「機械好きで、電車や重機を何時間でも眺めていられる」といったオタクの人たちの行動パターンが、ＡＳＤによく見られるのです。

「漢字」が好きなＡＳＤの人もいました。小学校2年生から愛読書は漢和辞典で、画数が多い、難しい漢字であるほど好きだというのです。

こうした発達障害の特性は、実生活に影響を及ぼします。

発達障害の患者の多くは標準以上の知能を持っており、ある程度の業務はこなせるのですが、発達障害が原因で、仕事上でミスを連発する、人間関係でトラブルを起こすなど、適応障害を発症するケースが目立ちます。

それでも、本人の知的能力が高い場合は、多少のトラブルを経験しつつも、本人の努力や周囲の配慮によってカバーすることが可能です。有名大学を卒業できる学力を持つ人もいますし、大きな問題を起こさないため、本人も周囲も発達障害であるとは気づかないケースもあります。

しかし、発達障害は生まれついてのものです。症状が目に見えなくなることはあっても、発達障害が「なくなる」ということはありません。むしろ、大人になってから顕在化するのが、発達障害です。

かつては発達障害＝子どもの病気というイメージがありました。

しかし今問題になっているのは、むしろ大人の発達障害の方なのです。子どものうちは、親のサポートも行き届いていますし、周囲も「子どものやることだから」と温かく接してくれるかもしれません。発達障害と気が付かないまま、成長していくこともあります。

そんな環境が、大人になると一変します。支えてくれる人はおらず、ミスをすれば厳しく追及される。そんな環境で、発達障害の症状が浮かび上がってきます。問題がはっきりしてくるケースとして多いのが、人間関係のトラブルが増えることです。

ASDなら職場での対人関係のトラブルが目立ちます。報告、連絡、相談がうまくできず、相手の話の内容を理解するのにも苦労します。

上司が「あれ、どうなった？」と催促しているのに、催促されていると気づかず、「どうなったって、あのままですけど」などと答えて怒らせる、といったケースが代表的です（本人は「何かしてほしいなら具体的に言ってくれなきゃわからない！」と思っているのです）。

ADHDの人の場合、一般的にはフレンドリーで人当たりがよいのですが、人の話をちゃんと話を聞けない、よけいなことを言うといった特性があり、疎まれるのです。

体型を気にしている女性に対して「あれ、太った？」などと言って周囲を凍り付かせる、などが代表的です。

また自分の話を一方的にする傾向があり、上司が話していても勝手にかぶせて話してしまうために、周囲の顰蹙《ひんしゅく》を買うことが珍しくありません。

また、ADHDは不注意、集中力の障害が原因で、ケアレスミスを連発します。上司の指示を聞きもらしたり、仕事の順番を間違えることなどがしばしば見られます。

このため、周囲からの「変わった人」扱いも始まるため、社会人1~2年目のうちに不適応を自覚し、精神科を受診する人が非常に多い印象です。

発達障害でも適応できる人とは

発達障害であっても、問題を起こさずに、生活できる人も中にはいます。それは、自分の特性を認識してうまく工夫ができる人です。そういう人は、結果として、適応障害も起こしにくいと考えられます。

例えば、ADHDの人は、人に言われた言葉を覚えておくのが苦手です。取引先との約束や、上司からの指示も、すぐに忘れてしまいます。その場合は、「聞いたことはすぐメモにとる」のが効果的です。

また「片づけられない」のもADHDの特徴ですが、私の患者さんの中には、きちんと整理整頓するのは諦めて、「衣類、本、そのほか」という大ざっぱなカテゴリに分けるだけでOKとしている人がいます。

そのほかにも、次のような対策が考えられるでしょう。

・時間にルーズで遅刻グセがある
↓約束の時間だけをスケジュールに書くのではなく、そのための準備を始める時間も書いておく
・部下が発達障害で、指示をしてもすぐ忘れてしまう
↓口頭ではなく、指示書を書いて渡す、あとでメールでリマインドする
・対人関係が苦手で、まわりに人がいるだけでストレスになる
↓在宅勤務が可能な仕事など、他人と交流しなくていい環境を選べる仕事につく
・すぐに物をなくす
↓鍵や財布、スマホなど、忘れやすく絶対に必要な小物類をまとめてカバンに入れられる「バッグ・イン・バッグ」を活用する

「発達障害の人なんて見かけない。自分とは無縁だし、関係ない」と思う人もいるかもしれません。

でも、事実は正反対です。発達障害はまったく珍しくない病気であり、また誰しも発達障害になる遺伝子を持っていると言ってもかまいません。

発達障害の中でも数が多いＡＤＨＤを発症するのは、人口の５％ほどだと言われていますし、日本だけでも患者数は少なく見積もっても４００万人以上いると推定されています。

さらに、ＡＤＨＤという診断がつかないだけで、ＡＤＨＤ的な特性によって日常生活に支障を来している「グレーゾーン」の人を含めれば、もっといるはずです。

発達障害の自覚のない人の中にも、「実は発達障害が原因で適応障害が起きている」人が、かなりの数いると考えるのが自然だと思います。

適応障害の背後に別の病気があることも

発達障害に限らず、適応障害だと思って調べてみたら、ほかの病気が潜んでいることもあります。

例えば、ほかの精神疾患です。もちろん、精神疾患がある人もない人も、「明らかなストレスが原因」で適応障害を発症するのですが、精神疾患を抱えている人の方が適応障害を発症しやすいのは確かだと思います。精神疾患のせいでメンタルが不安定で、環境に適応するのが難しくなっているからです。

例えば統合失調症と適応障害は、症状としてはだいぶ違いがありますが、適応障害の引き金となるケースは、十分に考えられます。

統合失調症において頻繁に見られる症状は、幻聴や妄想です。

幻聴とは、誰もそばにいないのに人の声や物音が聞こえることをいいます。本人を批判するような言葉が聞こえることもあります。

また妄想とは、明らかに誤った事柄を信じてしまい、周囲が訂正しようとしても受け入れられない状態のことです。

内容は被害的なものが多く、

「街ですれ違う人が自分を襲おうとしている」

「職場に行くと皆が自分を見て噂話をしている」

などと訴えます。

こうした妄想は、しばしば患者に不安で恐ろしい気分をもたらすことがあり、特に急性期においては、自分の足元が崩れ落ち世界全体が崩壊するような感覚を訴えることもあります。

さらに慢性期においては、

「自分は非常に高貴な人物である」

「自分は天才で、これまでに多くの発明をしている」

といった誇大妄想が見られることもあります。

こうした妄想が見られる場合は、通常の社会生活が困難となっているケースがほとんどです。

というのも、統合失調症の発症年齢は若年であることが多く、たいていは10代後半から20代前半に発症します。また発症後も十分に回復するのが難しく、再発もしやすいことから、学校を中退したり会社を退職したりすることが多いのです。

症状が落ち着いていれば、一般企業で働くことは難しくても、就労継続支援A型・B型事業などの施設で作業をし、賃金を得られるかもしれません。あるいは障害者雇用で勤務することも可能なケースもあります。

また、ほかの病気が適応障害の原因となるケースとして、DSM－5における「慢性疼痛《とうつう》疾患」が挙げられます。これは、痛みが慢性的に続く疾患全般をさします。慢性疼痛に限らず、がんのような生命に関わる病気は大きなストレス要因です。がんを告知されたとき、つらい治療を続けているとき、再発してしまったときなど、うつ状態になる人はたくさんいます。

「病院の往診で適応障害が多い」というデータを紹介しましたが、それもがん患者などの一過性の落ち込みを見ているケースが多いのです。

病院によっては「精神腫瘍《しゅよう》科」をつくり、がんになった方の精神的なケアをしているところもあります。そういうところの統計では、適応障害が多く見られます。がんを告知された後、一過性の落ち込みがあるからです。

例えば国立がん研究センターなどは、がんの治療以外に精神腫瘍科を置き、精神科医が常駐しています。

やはりがんのショックは大きく、一度はうつ状態が重くなります。そのままうつ病になる人も、痛みのコントロールのために精神科の薬を使う人もいます。

4章　逆効果になりかねない「ストレスへの対処」がある

「よくある病気＝自分で治せる病気」ではない

ストレスが原因で発症するのが適応障害。
それなら、うまくストレスを解消して、自分の工夫で治せるのではないか。
「気の持ちよう」で、なんとかなるのではないか。
そう期待したくなる人もいることでしょう。

一過性で、あまり強くないストレスであれば、一般的なストレス解消法も効果があるかもしれません。心療内科や精神科でも、自律訓練法や、マインドフルネスなどをすすめることがあります。

自律訓練法とは、ドイツの精神科医シュルツが開発したリラックス法で、自己暗示によって全身をリラックスさせる方法。

マインドフルネスは、「今、この瞬間」に意識を集中することで、過去のつらい出来事や未来への不安で苦しんでいる心を休める瞑想《めいそう》の一種です。

ただ、本当に自分で治せるかどうかは、ストレスの強さと頻度しだいのところが大きいと思います。

例えば、ハラスメントを繰り返してくる誰かがすぐ隣に座っていたら、そのストレスは「気の持ちよう」でなんとかなる範囲を超えてしまうでしょう。

その極端な例が、皇后雅子さまではないでしょうか。ご経歴を見るかぎり、あらためていうまでもないことですが、元来高い能力をお持ちであり、海外生活も長く、また中央官庁での勤務歴もあることから、もともとのストレス耐性が低かったとは考えにくいです。

発症から15年以上が過ぎ、体調は回復しているとは伝え聞きますが、それでも、「治った」とは言えない状況が続いています。それは、皇室という特殊な環境に身を置いているからです。

また、雅子さまの周囲にはストレスを与える人がいまだに相当数いる可能性があります。彼らが悪意を持って接しているとは思いませんが、常に皇室のルール、天皇家のルールという観点から目を光らせているわけです。

24時間監視され、陰に日向にさまざまなプレッシャーにさらされる。そのストレスが「気の持ちよう」で解決できるとは、やはり言えないと思います。

「自分で自分を変える」難しさ

先ほど、「治療法として認知行動療法を受けるのは、現実的に難しい面が多い」とお話ししました。これは時間や手間がかかりすぎ、ほとんどの病院が取り扱っていないことが、主な理由です。実際、本人の希望で認知行動療法を自費診療で行っている治療施設に紹介したことがありましたが、高額な治療費が支払えないためお断りをしたという例がありました。

では、「自分で自分を変える」ことはできるのでしょうか。

つまり、ストレスを生みやすい思考パターンを、医師の力を借りずに矯正する、ということです。

残念ながら、これもなかなか難しいと思います。

私の経験上、「精神科医が指摘しても、偏った思考パターンを治そうとしない」患者さんが多いからです。患者さん本人がおかしな思考パターンを自覚している場合においても、すぐには変えようとしません。

「なんでもない一言を悪くとりすぎですよ」とお話ししても、「そうかもしれませんけど、私はこう思います」と反発されることの方が多いのです。

もっとも、これは適応障害の患者さんに限ったことではありません。自分で自分を変えるというのは、そもそも誰にとっても非常に難しいことなのです。

これは、ある発達障害の患者さんの話です。

IQは人並みなのに、仕事をしている途中で人から別のことを頼まれると、烈火のごとく憤慨するのです。

何度も同じようなトラブルを繰り返すため、私も「あなたはこの会社に雇われているんです。どの仕事をあなたに与えるかは会社の自由であって、あなたが決めることじゃないでしょう」と、10回あまり説得をしました。

それでも彼は簡単に考えを曲げません。

「データ入力をしている最中に、『上の階へ行ってこの仕事をしてくれ』と言われた。ひどい。なんで自分の仕事でないことまでしないといけないのか」などと怒るのです。

これは発達障害の患者さんの例ですが、一般の方でも、同じようなケースを見かけます。人それぞれ信念がありますし、「あなたの考え方は間違っている」と言われたら意固地にもなります。

そもそも、人に言われて変えられる人は、言われなくても自分で変えられる人であり、適応障害も起こしにくい人です。

考え方を変えるのは、容易なことではありません。しかしながら、自分の思考が偏っていて融通がきかないということを自覚することは、改善への第一歩です。なかなかこれをみずから認識することは難しいため、医師に客観的に指摘してもらうことは重要な体験になるのです。

実は危ない「ストレス解消法」

「嫌なことがあったらメモに書き出すと、ストレスを減らせる」

「ストレスは我慢するよりも、吐き出した方がスッキリするよ」

そんなストレス解消法をよく見聞きします。もし本当に効果があるなら、適応障害の予防や治療にも、使えそうです。

しかし私の印象では、答はノーです。残念ながら、期待とは逆の結果に終わるケースが多いのではないでしょうか。

というのは、書くほどにストレスが強くなる危険があるからです。誰もが使える方法ではないと思います。

「でも、つらい気持ちを書き出すと、胸がスッとするんです」と言う人もいると思います。私も診察中に、患者さんの悩みや置かれた状況を詳しく把握するために、状況を書いてもらうことがあります。

しかし、現実を見れば、そのようなケースは、ごくまれです。大半の人は、嫌なことがあったら、記憶を封印してしまうか、忘れてしまうようにすることが多いでしょう。適応障害の治療をする上でも、それが正解だと思います、

というのは、**「過去のつらいことを書いたり話したりする」行為そのものが、ストレスになる危険があるからです。**私が認知行動療法を疑問視している理由と同じです。

例えば、カウンセラーが患者さんから過去のつらい出来事を聞きだすシチュエーションを想像してみましょう。

登場人物は誰か、具体的に何が起きたのかと、一つひとつ聞き出していくと、回復するどころか、患者さんの症状が悪化していくことが多いのです。

話せば話すほど、つらい出来事をまざまざと思い出し、情景がありありとよみがえるからです。書いている途中でボロボロ泣いてしまう人もいますし、怒りが抑えられなくなることもあります。

そこで苦しい思いをするから回復するんだ、ストレスの種から目を背けるのがいけないんだ、とする考え方もありますし、実際にそれで治療がうまくいく場合もあるかもしれません。

しかし、どちらかといえば、うまくいかないケースが多いと思います。前述したように、過去の出来事について振り返ることは、記憶を固定化し、フラッシュバックを起こしやすくすることが多いからです。

こうした方法は、その苦しさを乗り越えられるだけの心の強さを持った人には向いているのかもしれません。

仮に診察室でそういう「つらい」体験についての話が出たとしても、時間的にすべてを処理できないため、現実的ではありません。ある程度患者さんの話を丁寧に聞かないと、事実関係も登場人物もわからないのでアドバイスすることができないため、すぐに1～2時間は経ってしまいます。とても通常の外来において、できることではありません。

これまでの経験では、話すうちに患者さんが泣き出してしまったり、激しい攻撃性を示したりすることがありました。その場合は「この話題は、もう診察室ではしないようにしましょう」と患者さんと約束をしました。

実際の診療では、いま目の前にある現実をどうするかを考えるために話をすることを中心として、過去の込み入ったエピソードはあえて問題にしないのが普通です。過去はいくら悔やんでも変えることができない上に、話がまとまらなくなることが多いためです。

「嫌なことがあったら書き出しなさい」というのは、おそらく古典的な精神分析の考え方に近いように思います。これは、あらゆることを治療者に話して、自分の心のうちにある真実を見つけると回復する、といった考え方です。

しかしこの方法については、「ウソ」と言ってしまうと失礼ですが、事実とは異なる想像が広がってしまうリスクがあることがわかっています。特に昔のことを思い出そうとするときに、カウンセラーが合いの手を入れると、さらに想像が広がっていくからです。

実は、それで裁判沙汰になった事例もあります。

米国の**「偽の記憶」**という事件です。

カウンセラーが「あなたは子どもの頃、虐待されたんじゃないですか?」と患者さんに水を向けると、患者さんはカウンセラーに言われた通りのことを思い出し始めました。

しかし後日、虐待の記憶は事実ではないとわかったのです。「私は虐待された」というのは、カウンセラーの誘導により作られた、「偽の記憶」だったのです。

この事件では、虐待をしたとされる数多くの親が訴えられてしまいました。1990

年代のことになります。この「偽の記憶」によって多くの「親」が子どもなどに虐待行為を行ったということで起訴され、有罪となって刑務所に収容された人もいました。

しかしその後、記憶自体が後から心理的に「捏造」されたものであることが判明し、潔白であることが証明されています。

精神科医から見た「正しいストレス解消法」は？

意外かもしれませんが、精神科医からストレス解消法をおすすめすることがあるかというと、実は王道といえるものはありません。

繰り返しになりますが、**ストレスから逃げる、避けるのが一番いいと思います。**

「人間的に成長するために、ストレスに立ち向かえ」とする意見もあります。それが完全な間違いとは言いません。しかし、適応障害を発症するほどのストレスならば、うまく避けて逃げて通るのが正解だと、私は考えています。

上手に逃げるために、精神科にちょっと力を貸してもらう。そのぐらいの気持ちで頼っていただきたいと思います。

職場のストレスの一番の原因は、よく知られているように「人間関係」です。しかし、極論をすれば、気が合わないタイプの人に挑んでも、仕方がないわけです。

相手が上司でも家族でも、「毎日のように口論している」という人がいますが、そうなると、お互いに感情をぶつけ合っているだけ。「話し合って解決できる」ような問題ではなくなっています。多大な時間と労力を投じても、多くの場合、ムダな努力に終わります。

私からは、

「できれば、そういう相手とは、もう話さないでください」

「当分の間しゃべらず、距離を置いてください」

と、お願いしています。

距離を置いているうちに気持ちも落ち着いて、「まあまあの関係」「それなりの仲」になら、なれる場合があります。

職場でも、自分で問題を抱え込まず、上司や人事に相談し、1対1での関係から距離をとりましょう。

それまで仲良しだった夫婦が、コロナ禍による「ステイホーム」で一日中一緒に過ごすようになったとたん、けんかばかりになって離婚の危機に。そんな話も、聞くようになりました。

やはり、距離が近すぎることが原因のストレスです。この場合も、特効薬は一時的でもいいので離れることです。

「話し合い」は逆にマイナスになる場合が多いと思います。だいたいの場合、売り言葉に買い言葉で、「あなたは私をそうやって責めるけど、自分はどうなの？」とか「あのとき言ったことと違うじゃない」など、罵倒のし合いになるのが関の山です。

対人関係以外においても、「距離をとる」は、ストレス解消の基本です。

ある患者さんは、有名大学を卒業して、コンサルタントの仕事に就きました。ただ能力はイマイチだったのか、最終的にパフォーマンスが水準に達せずリストラされてしまいました。本人は抵抗したのですが、ストレスは強く精神的に不安定になり、診察にやってきたのです。

しかし別の職を得てみると「さっさと辞めて正解」と、明るく話していました。

「うちの会社から逃げるような人は、どこに行ってもダメだ」と脅してくるような職場もありますし、実際その通りのケースもあると思います。体調不良を言い訳にしながら遅刻や休みを繰り返す社員の対応に苦労している会社もあることでしょう。

しかし一般的には、ストレスをうまく避けて自分の生きやすい場所を探した方が、幸せになれる。精神科医として多くの患者さんと向き合ってきて、私は強く、そう思います。

日本人の大好きな、「どんな相手とでも話せば分かり合える」「こちらが変われば相手も変わる」という考え方は、あくまでも治療の現場においてはですが、実際に患者さんを救う考え方にはならないばかりか、むしろ逆に状況を悪化させることになりがちだということを強調しておきたいと思います。

上司の素人判断は避けたい

深田恭子さんと皇后雅子さまは、適応障害と診断をされた後、「仕事（公務）を休む」

ことになりました。

では、普通の会社の従業員が「適応障害」と診断されたら、会社はどのような対処をとることが多いのでしょうか。

多くの場合、診断書には、病名だけではなく「いついつまで休職が必要」と書きます。例えば「1ヶ月間の自宅療養を要する」などです。

職場には、従業員の心身の健康を守る義務があるため、基本的には（職場は）休職の提案を受け入れることになります。

このとき、ポイントになるのは上司の対応です。

適応障害になった部下に相談された場合、「こんなのは病気のうちに入らない」「しばらく様子を見よう」「大げさだな、気が緩んでいるんじゃないか」「仕事から逃げる言い訳にしているだけじゃないか」等の素人判断はしないことが、まずは大切です。

医学的な知識を持たない素人による自己判断は危険です。適応障害の症状を軽く見すぎる場合もあれば、逆に重くとりすぎる場合もあるからです。

多くの場合、上司も「心の調子を崩した部下に、どう接したらいいのかわからない」

のが本音でしょう。実際の処遇も、症状の重さや業務内容、職場の雰囲気など、さまざまな要因が絡んできます。

一方で、上司が責任を背負い込む必要はありませんし、そうするべきでもありません。


ある程度の規模の会社であれば、産業医や保健師などが常駐しているので、上司からも彼らに相談するのがベターです。50名以上の従業員を雇用している企業は、産業医を置くことが義務付けられています。

産業医は内科医のことも多いですが、最近は企業においても精神疾患の相談が増えているため、一般的な内容であれば対応は可能だと思います。

ただし、従業員50人未満の中小企業には、そうしたメンタルヘルスを扱う担当者がいないこともあります。その場合も、素人判断は厳禁です。精神科や心療内科のクリニックなどの専門医を受診するよう促すのがよいでしょう。

休職の期間はまちまちですが、当初は半月程度が一般的です。

1~2週間で復職できるケースもありますが、焦って仕事に戻っても、適応障害を再発させるだけ。ケースによっては、復帰まで3ヶ月以上必要なこともあります。

復職後の対応は、会社によってまちまちです。必要以上に復帰を急がせたり、「同じ立場では絶対に戻さない」等、ひどい対応をする職場もあります。まれではありますが、雇用者側がどうしても復帰を認めずに退職となった例もありました。

理想的には、上司の管理のもとで仕事の進め方や負担を考慮しながら、元の仕事、元の働き方に戻れるよう、目指していきます。ただし、その場合も、ストレスがかからないように十分に配慮することが必要です。

コロナ禍のストレスが続いている

コロナ禍での生活は、さまざまなストレス要因を私たちの暮らしにもたらしています。現時点ではまだ、「コロナで適応障害やうつが増えた」とするデータは明らかではありませんが、私の個人的な印象では、適応障害を含めたコロナ関連の受診者が10～15％ぐらい増えていると感じられます。

よく言われている通り、コロナ禍で始まった「ニューノーマル」な暮らしによって、改善されたストレスもあると思います。

テレワークによって自宅で仕事や学習ができるようになれば、職場の人間関係のトラブルは劇的に減りますし、通勤通学時の満員電車からも解放されます。仕事と生活のバランスがとれ、家族と過ごす時間も増えるでしょう。

しかし、こうした環境変化自体をポジティブにとらえる人もいれば、ネガティブにとらえる人もいます。同僚とワイワイ仕事をしたり、仕事の後の「飲み」が好きな人にとっては、テレワークは寂しいかぎりでしょう。

新しい職場に入ったものの、リモートでのコミュニケーションばかりで、その職場にふさわしい言動を自分ができているか自信が持てず不安、という人も多いようです。

また、外食や旅行に出かけられない、親しい人にも会えない、運動不足、お酒の飲みすぎなど、ニューノーマル以降のストレス要因に苦しめられている人は少なくありません。

緊急事態宣言を繰り返してもコロナの終息には程遠く、「先が見えない」「いつまでこの暮らしを続ければいいのかわからない」という不安を、多くの人が抱えています。

これらはどれも、適応障害のきっかけになる可能性のあるストレスです。

実際、コロナに関連して精神科を受診する方を見ると、やはり、オンライン化などの環境の激変からくるストレスが共通しています。加えて、コロナ禍によって仕事そのものを失った人、休業を余儀なくされた人もいます。こうなると経済的な問題も、重くのしかかります。

さらにコロナ感染症そのものに強い不安や恐怖を抱いている人も見かけます。コロナに罹患《りかん》するのが怖くて外に出られない、他人と接するのが怖いというレベルの人もいれば、恐怖心から自宅に引きこもり仕事をやめてしまった例もありました。

テレワークに適応でき、仕事も順調という人にも、コロナ禍のストレスは忍び寄っています。

1年以上にわたり「コロナに感染するかもしれない」「感染したら、重症化するかもしれない」といったストレスにさらされていれば、不安や恐怖心を感じやすい特性の人たちは、うつ状態、うつ病になりかねません。

感染者数や重症者数の増加、医療崩壊の危機、新たな変異株の登場等々を連日報道しているメディアもまた、ストレスに拍車をかけています。

打てる手立てが限られているのも、コロナ禍によるストレスの特徴です。ストレス要因を取り去りたくても、根本的には終息を待つしかありません。

このような状況では、不安やうつを軽減するために薬物治療に頼る部分が大きくなっていきます。苦しいと思ったら、どうか病院を頼っていただきたいと思います。

余談ですが、コロナウイルスによる感染が怖いのは医療関係者も同じです。私のまわりにも「コロナ外来の担当はしません」「3密の環境には行きたくありません」と、病院を辞めていく人がいました。

特に、私が勤務している大学病院は、患者さんだけでなく、学生を含めていろいろな人が訪れます。医師も、入院している患者さんを診ることもあれば、往診に行くことも、交代でコロナ外来を担当することもあります。

そのため比較的、感染する確率が高い場所であるのは事実です。ストレスから距離を置くために、より感染確率が低い診療機関に移っていくというのは、現実的な対応であり、実際そういう行動をとった人も見られています。

医療関係者でさえそうなのですから、一般の方にとってコロナ禍が大きなストレス要因となるのは、無理もないことだと思います。

5章　適応障害と見分けにくい「心の不調」をざっくり押さえる

適応障害と軽症のうつ病との見分けがつきにくいように、心の病の中には適応障害と症状が共通するものが数多くあります。

また「それぞれの病気の診断基準を満たすほど、症状が重くないもの」が適応障害と診断されるという側面があることも、適応障害という病気の「あいまいさ」「わかりにくさ」の原因となっています。

しかし症状は似ていても、これらはどれも違う病気です。

代表的な精神疾患について大づかみにとらえていただくことで、適応障害についても理解しやすくなると思います。そこで本章では、適応障害以外の心の病気について、紹介します。

躁うつ病……うつ状態と躁状態が交互に表れる

躁《そう》うつ病は、躁状態とうつ状態が交互に表れる病気です。

最近の診断基準では、躁うつ病とはいわず**「双極性障害」「双極性感情障害」**と呼ばれているのですが、一般的には今でも「躁うつ病」という名称が使われています。

適応障害やうつ病とは、うつ状態が共通していますが、「躁状態とうつ状態が交互に現れる」という点が一番の違いです。

ここでいう躁状態とは、気分が爽快で楽しく高揚し、ほとんど寝なくても平気で動けてしまうような状態のことをいいます。一晩中知り合いに電話をかけ続けたり、誰かれかまわず話しかけたりすることも珍しくありません。

また、早口で口数が多くなり、考えや計画がどんどん湧いてくることもあります。これを**「観念奔逸《かんねんほんいつ》」**といいます。

「うつ状態は苦しいけど、元気でいられるなら躁も悪くないのでは？」と思う人もいるかもしれませんが、そう簡単にはいきません。確かに躁状態だと活動的でいられるのですが、思考は上滑りしうまくまとまらず、人と話していても話題が次々に変わるため、話の脈絡が自分でもわからなくなります。

「誇大妄想」的な思考も、躁状態の特徴です。

「自分は偉大な人物である。将来は総理大臣になる」

「事業が成功して大金持ちになる」

「自分は高貴な血筋で、天皇の子孫である」

などと、自分が非常に価値の高い人間と思い込むのです。

行動面でも困ったことが起こります。後先を考えずに高額な買い物をする、消費者金融で多額の借金をつくる、ばかげた商売や株式に投資をする、性的な逸脱行動に及ぶ、アルコールや薬物を乱用する、などです。

ある躁状態の男性は高級ホテルのスイートルームを借り切り、毎日のようにドンチャン騒ぎをしたあげく部屋を水浸しにしてしまったため警察に通報されてしまいました。

なお、躁状態のみが続く状態が「躁病」ですが、これは比較的まれな病気です。

ＤＳＭ－５の基準では躁状態が１週間以上続くものを「躁病エピソード」としています。そのまま十分な治療をしない場合は１～２ヶ月、躁状態が続くことが多いとされます。

躁うつ病の出現頻度はうつ病よりも低く、うつ病の10分の１程度であるとされています。ただ、躁うつ病の患者への対応は、簡単ではありません。

例えば職場では、躁状態に入って気分が高揚すると、上司や同僚の意見を聞かない、一方的に自分の理屈を主張する、自分の意見が受け入れられないと怒り出し相手を攻撃するといった症状を見せます。人の言葉尻をとらえて非難し「告訴する」と息巻くこともあります。

他者への攻撃性が増すタイプも

躁うつ病を、さらに２つに分類することもあります。躁状態とうつ状態が見られるものを「双極Ⅰ型障害」、軽度の躁状態とうつ状態が見られるものを「双極Ⅱ型障害」といって、区別しています。

このうち、双極Ⅱ型障害で見られる軽度の躁状態は、診断することが難しく、しばしば「性格」と見なされ、精神科医でも「境界例（境界性パーソナリティ障害）」と誤診することがあります。境界性パーソナリティ障害に多く見られるように、大量服薬やリストカットなどの衝動的な問題行動を伴いやすいためです。

また、一般的に躁状態では、気分の高揚感や爽快な気分が主な症状なのですが、一部には、ささいなことで怒りっぽくなり、攻撃性が高まるタイプもあります。

これを「刺激性躁病」と呼んでいます。

刺激性躁病では、焦燥感や不安感が強く、そのせいで周囲の人と摩擦を起こしやすくなります。また、空想的、妄想的になることもあり、「相手に仕返しをする」と言って武器を買い集めたりする例があります。

刺激性躁病は、うつ状態と躁状態の移行期に表れることが多いとされます。この移行期には、躁とうつが混在する時期が見られることもあり、これを「混合状態」といいます。

抗うつ薬の投与は「躁転」のリスクがある

躁うつ病の治療は、薬物療法が基本です。

躁状態には「気分安定薬」と呼ばれる薬を用います。気分安定薬には、躁状態を軽減し、気分の波を抑える働きがあります。

従来は気分安定薬として炭酸リチウムという薬を主に用いてきましたが、最近は、本来はてんかんの治療に用いられていたバルプロ酸、カルバマゼピン、ラモトリギンなどを気分安定薬として投与することが増えています。

しかし、気分安定薬のみでは躁状態を十分にコントロールできず、問題行動が多発するケースもあります。そのように興奮が激しい状態では、「抗精神病薬」と呼ばれる薬を併用します。本来は統合失調症に対して使用される、鎮静作用の強い薬です。

一方、躁うつ病のうつ状態に対する治療法は、まだ十分に確立されていません。従来、うつ病の治療と同じように抗うつ薬を投与することが一般的でしたが、最近では、うつ状態に対して抗うつ薬を投与すると、躁状態を誘発することがわかっています。これを「躁転」といいます。

このため現在のところ、躁うつ病のうつ状態に対しては、躁状態の場合と同様に、気分安定薬と抗精神病薬を併用することが一般的ですが、少量の抗うつ薬も使用されることがあります。

躁うつ病においては、躁状態とうつ状態を繰り返すことが多いのですが、長期経過を検討すると、躁状態よりもうつ状態の占める割合が多くなっています。このため、躁うつ病においても、軽度のうつ状態を示す場合、適応障害との区別が難しいケースもみられています。

パニック障害……「死ぬかもしれない」突然の動悸や息苦しさ

パニック障害は、不安障害（不安神経症）と呼ばれる病気の一つのタイプです。不安障害は、「神経症」と呼ばれる疾患の中に含まれています。不安障害にもパニック障害をはじめいくつかのタイプがありますが、主な症状は不安感です。

また多くの場合、神経症においては、動悸《どうき》や呼吸困難、疼痛などの身体の症状を伴います。しかし、**身体機能には異常が見られないことが、神経症の特徴です。**

神経症と適応障害が似ているのは、どちらも正常な心理の範囲内で理解できることです。また、神経症の多くは、心理的な要因や本人をとりまく環境的な要因から発症すると考えられます。

つまり、適応障害と同じく、職場のストレスや家族関係などのストレス要因と、患者本人の特性が、発症の引き金になるのです。

パニック障害は、うつ病と同じぐらい非常に一般的な病気です。また、改善率、治癒率が高い「良性」の疾患でもあります。多くの場合、社会的な機能は保たれています。

パニック障害という病名は、比較的最近になって作り出されたものです。

1990年代にパニック障害という用語が登場すると、そのキャッチーな響きが一般に受け入れられ、短期間のうちに浸透しました。

パニック障害の症状は、突然の動悸、呼吸困難、発汗、ふるえ、めまいなどが見られる発作を繰り返す、というものです。もっともよく見られる症状は動悸と息苦しさで、強い不安や恐怖感を伴います。にもかかわらず、検査をしても身体的な異常が見つからないことも、パニック障害の特徴です。

パニック発作そのものは数分～数十分で収まります。しかし、発作が起こっている最中は「このまま死んでしまうのではないか」「重大な病気にかかっているのではないか」と思うぐらい苦しいものです。

そのため、発作を繰り返すうちに「また発作が起きるのではないか」という不安が強くなります。これを「予期不安」といいます。

またパニック発作は多くの場合、特定の場所や状況で起こります。特に、電車や飛行機などの乗り物、エレベーターなどの閉鎖的な空間で発作を起こしやすいことが知られています。このように、特定の場所で強い恐怖感が生じることを「広場恐怖」と呼びます。

「パニックを起こしやすい状況」に対して不安を感じ、それを避けるために外出を控える人もいます。重症例では、自宅に引きこもりの状態になってしまいます。

診断基準においては、こうしたパニック発作が繰り返して見られる状態をパニック障害として扱います。パニック障害の患者数は人口の2～4％ほどだと言われていますが、パニック発作だけなら、その数倍が経験しているともいわれています。

つまり、10人に1人あまりの確率で、一生に一度はパニック発作を起こしているということです。これについては、メンタルの強弱は関係ありません。美容家でタレントのＩＫＫＯさんがパニック障害をカミングアウトしていますが、どちらかというとしっかりして落ち着いたイメージがある方ではないでしょうか。

パニック障害を発症する要因は、いくつかあります。

ストレスがきっかけになることもあれば、原因らしいストレスがないのに発作を起こすこともあります。

特定の物質や状態が誘発することもあります。例えば、コーヒーに含まれるカフェインです。そのほか、睡眠不足や過労が重なって、パニック発作が誘発されるケースも見られます。飲酒もしばしば原因になります。

裏を返すと、パニック発作の予防には、こうした要因を避けることが有効です。

直接的な発症のきっかけとなると、「悪条件が重なって」というケースが多いようです。例えば、「運悪く体調の悪いとき、満員電車に閉じ込められて苦しくなったときの経験をきっかけにしてパニック発作が起こるようになった」などです。

一度パニック発作が生じると、コーヒーのような誘発物質や、職場のストレスなどの環境的な要因によって、同じ発作が起こりやすくなります。その後、睡眠不足や過労によってパニック発作が誘発されることもあります。

薬でコントロールしやすい病気

パニック障害は改善率、治癒率が高い病気だと、先ほどお話ししました。

パニック障害が重症化することについては、頻度は高くはありません。治療をしなくても自然と症状が消えたり、薬でコントロールできるようになる場合が珍しくありません。

また、仮にパニック発作を起こし、「このまま死んでしまうのではないか」という苦しさを味わっても、病院に救急搬送されて医師の診察を受ける頃には、発作はすっかり収まっています。満員電車の中でパニック発作を起こしても、多くの場合、電車を降りて薬を飲み、駅のベンチで休んでいるうちに回復します。

また、パニック障害の人が、それのみで自殺未遂や衝動行為などの問題行動に及ぶことはほとんどありません。

もっとも、**完全に症状が消える症例は、おそらく全体の3分の1から半分程度の割合です。1～2割は抗うつ薬、抗不安薬を飲んで症状をコントロールしながら暮らしていくことになります。**

一部の重症化例では、一人で外出できなくなり、通勤や通学が難しくなります。このような重症化例は、会社員よりも、主婦や自由業の人によく見られることが知られています。

パニック障害を克服するには、ときに苦手な状況に立ち向かうことも必要になります。通勤電車が苦手なら、服薬をしながら短い区間だけでも乗車するのが、ひとつの訓練です。

となると、毎日の通勤を余儀なくされる会社員の方が、通勤しない自由が許されている主婦や自由業の人よりも、外出する怖さを克服できることがある、というわけです。

繰り返しますが、パニック障害はポピュラーな疾患です。学校や会社との両立も、さほど難しいものではないと思います。パニック障害のみによって業務に支障を来し休職に至るケースも、まずありません。

満員電車が怖くても、上司や産業医に説明すれば、理解を得やすいケースが多いのではないでしょうか。

症状によっては、通勤ルートを変えてもらう、出勤時間を変えてもらうといった対処を相談するべきです。異動も選択肢のひとつであり、電車に乗らず出勤できるよう、自転車で通える距離の職場を選ぶ人もいます。

もっともパニック障害においても、ほかにストレス要因が加わった場合、うつ状態が合併することが見られます。こうした場合、適応障害と症状が類似しているため、区別が難しくなります。

ＰＴＳＤ……過去のつらい出来事がフラッシュバックする

ＰＴＳＤも、適応障害と共通点が多い病気です。

・過去のつらい出来事が何度も想起（フラッシュバック）されて苦しい
・不安や恐怖感が続く
・睡眠障害や集中困難が起こる
・きっかけとなった出来事と関連する場所などを避ける

といった症状が主なものです。パニック発作やうつ病を併発することもあります。

抑うつや不安感などの症状に加えて、「つらかった思い出を何度も思い出す」点が適応障害と似ています。

ただし、ＰＴＳＤの症状や、そのきっかけとなるストレスは、適応障害に比べてかなり激しく重大なものです。

そもそもＰＴＳＤとは、ポスト・トラウマティック・ストレス・ディスオーダー（心的外傷後ストレス障害）のことです。大災害や戦争、あるいは暴力など、危うく死に至るような強烈な出来事がトラウマとなり、発症します。

最近では「恋人にフラれた」「上司に怒鳴りつけられた」程度のことがトラウマと表現されることがありますが、本来のトラウマは、それほどささいなものではなく「死」に直結するものであり、日常的な出来事をトラウマと呼ぶことは、医学的に適切とはいえません。


通常、心的外傷のきっかけになるような出来事を体験すると、まず「情動麻痺《まひ》」を起こします。感情を失ったようになり、外部からの働きかけにもほとんど反応を示しません。この状態を「急性ストレス障害」といいます。急性ストレス障害が数日〜数週間続いたのちに、ＰＴＳＤに移行します。

ＰＴＳＤはもともと、２度の世界大戦とベトナム戦争をきっかけに生まれた病気です。

戦争が人間の精神を破壊してしまうことを「戦争神経症」と呼んだのです。これがPTSDの概念に発展しました。

現在でも、PTSDの主な原因は戦争とテロです。そのほか大規模な災害や犯罪被害、交通事故などによってPTSDが発症することがわかっています。

日本では、「えひめ丸事故」の被害者が、PTSDと診断された例があります。

2001年、ハワイのオアフ島沖で、愛媛県立宇和島水産高等学校の練習船「えひめ丸」が、アメリカ海軍の原子力潜水艦に衝突され、沈没するという海難事故がありました。結果、乗員35人のうち乗組員・指導教官5人と生徒4人が死亡。救出者のうち20人がPTSDと診断されたのです。

地下鉄サリン事件の被害者や、阪神淡路大震災などの災害の当事者においても、PTSDの発症が見られています。

強迫神経症……「ばかげている」と思ってもやめられない

強迫神経症（強迫性障害）は、強迫観念と強迫行為の2つが主な症状です。

強迫観念とは、自分でもばかげていると思いながらも、繰り返し頭に浮かぶ考えやイメージのことです。

「（物が）決まった場所に置かれていないと気が済まない」

「道を歩いていると電柱や敷石などの数が気になって仕方がない」

などがよい例です。

強迫観念は、自分の意思で止められるものではありません。

また、強い不安感を伴っており、強迫観念を押さえつけようとすると、さらに不安が強くなります。

いっぽう強迫行為は、強迫観念に基づいて現れるもので、自分でもばかげていると思いながら、繰り返し行ってしまう行為のことです。

「家に帰ると手洗いを何度も繰り返す」

「戸締まりやガスの元栓を何度も確認する」

などが例です。強迫行為も、やめよう（やめさせよう）とすると、よけいに不安が強くなります。


強迫神経症が重症化すると、不必要な行動を繰り返すうちに仕事が遅れたり、外出ができなくなったりと、日常生活に困るケースもあります。

しかし、強迫神経症の重症例は多いわけではなく、薬物療法も効果的です。一部に重症例もありますが、一般的には、会社や学校に通えなくなるほどのことは、通常は起こりません。

強迫神経症においても、うつ状態が合併することが多く、この場合、適応障害と症状が類似してきます。

対人恐怖……他人に注目されるのが怖い

「対人恐怖」という病名は日本ではよく知られたものですが、海外では一般的な病名ではありません。公式の診断基準では**「社会恐怖」「社会不安障害」「社交不安障害」**などと呼ばれます。

症状は、人前で恥ずかしい思いをするのを強く恐れるあまり、対人関係を避ける、というものです。思春期に多く発症します。

対人恐怖にもいくつかの種類があります。

・自分の顔が赤くなることを恐れて人前に出られないもの（赤面恐怖）
・自分が嫌な臭いを発しているのではないかと不安に思うもの（自己臭恐怖）
・自分の顔が醜いと恐怖心を感じるもの（醜形恐怖）

・目つきが鋭いために他人に不愉快に思われるのではないかと不安を感じ、人間関係を保てないもの（視線恐怖）

いずれも本人は、自分の症状が思い込みであり、不合理なものであると理解をしている場合が大半です。しかし、本人はその不安や恐怖をコントロールできません。日常生活に困るほど、たびたび恐怖や不安を感じるケースでは、治療の対象となります。

通常は、街中の雑踏のように不特定多数の人に囲まれている状況よりも、社内でのプレゼンテーションなど、比較的少人数の集団で他の人から注視される状況での不安、恐怖感を訴えることが多く、しばしばパニック発作を伴います。社会的引きこもりにいたる重症例も、見られます。

とはいえ、適応障害もそうですが、対人恐怖も病的なものばかりとはいえません。誰しも、ストレスのかかる状況では不安や緊張を感じるものです。若年層であればなおさらです。社内のプレゼンも、経験が少ないうちは、緊張するのが当たり前。

こうした一定の状況で不安や緊張が強く見られるのは、正常な反応であり、社会生活においてはむしろ必要なことでもあります。面接やプレゼン、あるいは営業の現場においても、緊張感をもって臨むことが求められますし、不安を感じることは対応策を検討することにつながるからです。

治療の対象となるのは、それが日常生活に困るほど悪化した場合です。

対人恐怖の治療は、薬物療法が中心で、抗不安薬や抗うつ薬を使います。例えば、会議でのプレゼンテーションを前にすると不安や緊張が高まる場合は、プレゼンの30分ほど前に抗不安薬を飲むと、うまく乗り切れることが多いようです。また長期的に不安を起こしやすい特性を改善するには、ＳＳＲＩを中心とした抗うつ薬が効果的であることが報告されています。

とはいえ、症状が強い場合には、対人交渉が多い仕事など、自分を苦しめているストレスを避ける方が望ましいのは、適応障害の場合と変わりません。

ヒステリー……自分の心身を守るための反応

ヒステリーは、身体的な異常がないにもかかわらず、さまざまな運動障害や感覚障害、精神面での機能障害が生じる病気です。

ヒステリーの患者の多くは女性です。そのため、古代ギリシアの医学者ヒポクラテスは「体内で子宮が動くことによる婦人病」と表現しました。

ヒステリーには2つの分類があります。運動障害や感覚障害などの身体的な症状が見られるタイプは**「転換」**と呼ばれます。

いっぽう、精神的な機能障害を示すと**「解離《かいり》」**と呼ばれます。

なお、現在の診断基準においてはヒステリーという病名は使用されておらず、DSM－5では、ヒステリーは「身体表現性障害」と「解離性障害」に分類されています。どちらのタイプのヒステリーも、検査では身体的な異常は見当たりません。

「転換」では「足が動かない」「目が見えない」などの症状が表れますが、足も目も機能は正常なのです。また「解離」では、記憶障害、もうろう状態、昏迷《こんめい》などが見られ、しばしば「けいれん発作」も起こします。

しかし、てんかんにおいて見られるような脳波の異常はなく、発作によって転倒しても、ケガをすることもありません。

さまざまな検査をしても身体的な異常が見つからないために、ヒステリーの患者の中には、その結果に納得できず、病院を転々とする人がいます。

そのため、ヒステリーも適応障害と同じように「仮病なんじゃないか」「だらしないだけなんじゃないか」等、周囲の誤解を招くケースもあります。

しかし、ヒステリーは仮病ではありません。

症状が出ているのは事実なのです。本人も苦痛を感じています。

ヒステリーの症状は、重大なストレスに対する「反応」であり、ヒステリーによる症状を出現させることで、自分を外界から守ろうとしているという側面があります。

「病気になって自分の身を守る」という表現が、少しわかりにくいかもしれません。

わかりやすくいうと、「ヒステリー患者は、病気のおかげで、周囲の同情を集めることができ、ストレスの多い学校や職場も休める」ということです。

このように、病気を利用して目の前にある現実的な問題から逃げたり、自分にとって有利な条件を獲得することを、「疾病《しっぺい》利得《りとく》」といいます。

例えば「職場に復帰したくない」という患者さんの精神は、ヒステリーの症状をつくりだすことで、一生懸命仕事をしないで済む言い訳を手に入れたとも解釈できるわけです。

疾病利得に味を占めると、ヒステリー症状が表れやすくなる傾向が見られます。しかしあくまでも本人が故意にそうしているわけではない点に注意が必要です。

ヒステリーの症状は、詐病ではありません。

なお、ヒステリーも、実はありふれた疾患です。

胃腸の障害、身体的な疼痛、手足のしびれなどの軽微な身体症状を主訴として病院を受診する患者の7割あまりは、まったく異常が見られないという報告があります。

つまり、病院を受診する患者のうち、７割以上は、ヒステリーの「転換」による症状なのです。

けれどもこういったありふれた症状の中に重大な疾患がひそんでいる可能性もあるため、慢性的に身体症状が持続している場合には、一度は専門病院でしっかり検査を行うことが望ましいと思います。

摂食障害……「治したい」気持ちが見られない

摂食障害には、**拒食症**と**過食症**があります。どちらか一方のみを発症することもあれば、2つが混在することもあります。

通常は、10代後半から20代前半に発症します。

性別では圧倒的に女性が多い疾患です。思春期の女性の0・5%から1%に摂食障害が見られるという推計もあります。

摂食障害はよく知られた病気ですが、原因はわかっていません。

一般的に心の病は家族との関係が論じられることが多く、摂食障害についても両親との心理的な関係に問題があると指摘されることがありますが、これも仮説にすぎず、実証されてはいません。**両親との関係が良好な摂食障害の患者さんも珍しくありません。**

摂食障害は、若くして死に至ることもある、危険な病気でもあります。

拒食が進むにつれて身体が衰弱していき、身長が１６０㎝以上なのに、体重が25kg程度しかない患者も見かけます。

その上、「病気を治したい」という気持ちが見られないことが、治療を難しくしているケースをしばしば見かけます。それどころか、摂食障害の患者と接していると、病気であることを楽しんでいるのではないか、と感じることさえあるのです。

自分の病気について自覚があることを「病識がある」といいますが、摂食障害には病識がないことがあります。

特に重症例で、それが目立ちます。どんなに体重が減少し、ときには20kg以下になったとしても、自分の健康が大変な状態になっているという認識をなかなか持てないことも珍しくありません。そのせいで、いっこうに治療が進みません。

長年にわたり摂食障害の治療にたずさわった精神科医の下坂幸三氏は、摂食障害の患者について、次のように書いています。

「摂食障害の症状は、障害者にとっては宝物である。掌中の珠《たま》である。この宝物は、次第に当人にとっても重荷とはなってくるものの依然として宝物であることには変わりはない。だから稀にではあるけれども生命とひきかえに宝を守る者も出てくる」

（下坂幸三『摂食障害治療のこつ』金剛出版）

身体的に危険が迫っているのに食事を拒否する患者も、珍しくありません。いったん食べた物をすべて吐き出してしまう人や、点滴や栄養チューブを使用しても、自分で抜去してしまうケースも見られています。

また現在、摂食障害の治療に画期的な方法は存在していません。

患者にとって心理的な「拠《よ》り所」である摂食障害の症状を、削《そ》ぎ落とすことが治療、回復につながるため、患者本人にとっては、強い心理的な苦痛や拒絶感を伴うものになるのです。

薬物治療をはじめとして、有効な治療法は存在していないのが実情ですが、粘り強く接していく中で、徐々にではありますが治療者の意見を受け入れるように変化する例も見られています。また集団でのカウンセリングが有効ということも報告されています。

パーソナリティ障害……みずからの異常性に苦しんでいる

パーソナリティ障害とは、物の考え方や感情、対人関係などが、一般とは大きく異ることで、本人が苦しんでいる場合に診断される病名です。

ドイツの精神医学者シュナイダーは「その異常性のために自分自身が悩み、あるいは社会が悩む」者を**「精神病質」**（サイコパス）と呼び、10のカテゴリに分類しました。今日の診断基準における「パーソナリティ障害」は、シュナイダーの分類をもとにしています。

つまりパーソナリティ障害にも種類があるのですが、その中でも、適応障害と合併することが比較的多いのは、

「境界性パーソナリティ障害」
「統合失調型パーソナリティ障害」

「自己愛性パーソナリティ障害」
「反社会性パーソナリティ障害」
の4タイプと指摘されています。

このうち、**境界性パーソナリティ障害は、特に適応障害になりやすい特徴を持っています。**というのは、彼らは感情面で不安定になりやすい傾向が強く、対人関係のトラブルなどをきっかけとして、不安やゆううつ感などが生じやすいからです。

境界性パーソナリティ障害の患者は、感情的に不安定で、うつ状態になりやすく、リストカットや大量服薬などの自傷行為もひんぱんに見られます。

彼らは対人関係が安定せず、過度に人に依存するかと思うと、急に攻撃的になることもあります。また、本人はいつも空虚感を感じており、イライラや不快な気分が続くこともあります。

境界性パーソナリティ障害の患者は、自殺未遂のほかにも、しばしば問題行動を起こします。暴力行為、アルコールや薬物の乱用、派手な異性関係などです。また女性患者には、拒食や過食を繰り返す傾向があります。

境界性パーソナリティ障害の患者は、一方で高い業務能力を示すことがありますが、対人関係が不安定で、周囲の人々を巻き込むトラブルをしばしば起こします。

職場で工夫をしても、安定して長く勤務を続けることが難しい場合が多く、適切に医療につなげることがもっとも重要になります。

家族に協力を求めることも大切ですが、治療には長い年月が必要なケースが多いと思います。

臨床の現場では、治療が難しいにもかかわらず、典型的な症状を示さない患者さんを「パーソナリティ障害」と決めつける傾向があるため注意が必要です。そもそもパーソナリティ障害という病名自体が総称であり、適切な診断ではありません。

仮にパーソナリティに問題のあるケースでも、さまざまなストレスによって適応障害が生じていることは珍しいことではないため、丁寧に当人の状況を検討していくことが必要になります。

発達障害……職場の発達障害が問題に

前述の通り、「発達障害の患者は適応障害になりやすい」と言っていいと思います。その意味から、ここで改めて発達障害について、少しくわしく解説します。

注意欠如多動性障害（ＡＤＨＤ）、アスペルガー症候群を中心とする自閉症スペクトラム障害（ＡＳＤ）、限局性学習障害（ＬＤ）などの発達障害があると、仕事や勉強についていけず、周囲とのコミュニケーションも難しくなることがしばしば見られます。

そこで感じたストレスから、適応障害を発症してしまいやすいのです。**発達障害が原因となって、適応障害が2次的に発症する**、ということです。

特に近年は「職場の問題」としての発達障害に注目が集まっています。

発達障害の患者の多くは標準以上の知能を持っており、ある程度の業務はこなせるのですが、発達障害が原因で、ミスを頻発する、人間関係でトラブルを抱えるなど、さまざまな不適応を来すケースが目立っています。

これは、長く続いた不況とグローバル化によって経営環境が悪化し、従業員に対する要求が過大になってきたことも一因と考えられます。職場における精神疾患としてもっとも多いのはうつ病ですが、発達障害の事例も増えています。

ここでは、代表的な発達障害であるＡＤＨＤとＡＳＤについて紹介します。

「不注意」「多動性・衝動性」のADHD

ＡＤＨＤの症状は、大きく「不注意」と「多動性・衝動性」の2つです。不注意の症状は、次のようなものです。

・注意や集中ができず、ケアレスミスが多い
・物をなくしたり、置き忘れたりする
・片づけが苦手

・段取りが下手で、先延ばしにする
・約束を守れない

また、多動・衝動性の症状は、以下の通りです。
・落ち着きがない、そわそわする
・一方的なおしゃべりや不用意な発言
・感情が高ぶりやすく、イライラしやすい
・衝動買いをする、金銭管理が苦手

一般的には、ADHD＝学校の授業中に席でじっとしていられず走り回っている、というイメージを持つ人が多いようです。

しかし実際には、そこまで多動が目立つようなケースはごくまれです。子どもなら、手足をモジモジしたり、視線がキョロキョロしたりする程度。大人も「貧乏ゆすり」をするぐらいです。

思春期以降は、不注意と衝動性が主になります。

ここでいう不注意の症状とは、忘れ物が多い、物を置き忘れる、なくす、人の話を集中して聞けない、聞き漏らしが多い、片づけが苦手、などです。

ただし、自分が興味を持った特定の事柄に対しては、過剰な集中力を見せることもあります。学科の勉強は苦手だけれども、絵は大好きで寝食を忘れて描いていたという人も見られました。

思春期から青年期にかけては、学業上の問題が表れます。中退、退学、留年などが多いのです。

米国ウィスコンシン州における19歳〜27歳のADHDを対象にした調査によると、高校の中退率は、ADHDでない群の4倍にのぼりました。これは、

「時間を守れず、遅刻が多い」
「提出物を出すのをしばしば忘れる」
「興味のないことには集中が持続しない」

といった特性が関連していると見られています。

社会に出てからも、トラブルは続きます。

衝動性の問題として一番多いのは「言わなくてもいいことを口にしてしまう」というものです。

「仕事頑張ってるね、恋人にフラれたって聞いてたけど」

「こんなこともわかんないの、頭悪いね」

などと、遠慮なく思ったことをズバズバ言ってしまう、いわゆる**「一言多い」**タイプで、行く先々で人間関係を悪くします。

先輩や上司に対しても、「これって間違いじゃないですか。こうやった方がずっとうまくいきますよ」などとずけずけと言ってしまい、相手の立場をなくしてしまうこともありますが、本人には悪気はありません。

より衝動性が強いと、さらに生活上での問題行動が生じることもあります。

例えば依存症です。アルコール、薬物、ギャンブルにのめり込む頻度が高くなります。

女性の場合は、買い物依存や過食症が見られることがあります。

どれも、自分の衝動をコントロールできないことが原因で起こります。米国の精神科医ビーダーマンらは、ＡＤＨＤの成人と健常者を比較したところ、ＡＤＨＤの成人におけるアルコール依存と薬物依存の頻度は、ほかの群の2倍だったと報告しています。

「空気が読めない」「強いこだわり」のＡＳＤ

いっぽう、ＡＳＤの症状は、次のようなものです。

・コミュニケーションが苦手
・空気を読めない
・言葉通りに受け取る（比喩、冗談、皮肉などを理解できない）
・予定外のことが苦手、マイルールを崩せない
・特定のことにこだわりが強い（道順、物の位置、数字など）

ＡＳＤ（自閉症スペクトラム障害）は、かつて「広汎性発達障害」と呼ばれた疾患の総称です。いわゆる自閉症やアスペルガー症候群も、このカテゴリに含まれています。

スペクトラムとは、「連続体」という意味です。ごく軽症の人から重症の人まで、さまざまなレベルの状態の人が分布していることを指しています。

ＡＳＤの主な症状は、大きく2つに分けることができます。

ひとつは「コミュニケーション、対人関係の持続的な障害」です。これは、「他人に無関心」であり、「相手の心情を、表情や言葉のニュアンスから察することが難しい」ことや「場の雰囲気を読むことができない」ことを意味します。自閉や引きこもりの症状を見せることもあります。

先ほども触れたように、ＡＳＤもＡＤＨＤも対人関係のトラブルを引き起こしますが、ＡＳＤの場合は「他人への無関心」が、ＡＤＨＤの場合は衝動性や注意力不足が原因だと言えます。

もうひとつの症状は「限定された反復的な行動、興味、活動」です。手や指をいつも動かし、捻《ね》じ曲げるなどの機械的な動作を繰り返すことなどを指します。特定のことがらに過剰な興味を示すことも含まれます。

さらに、独特のこだわりがあり、対人関係を含めて、状況に応じた柔軟な対応を苦手としています。例えば、「作業Aの後に作業Bをする」など、決まりきった手順を正確にこなしていくのは得意なのですが、不意に計画変更を迫られたり、誰かの代わりを務めるよう命じられたりすると、とたんにオロオロします。

その一方で、数字の記憶やカレンダー計算、パズルなど、一定のルールがある作業は得意とする傾向にあります。また映像記憶など独特の記憶力を持っている人も見られます。

「治らない」けど「問題を起こさない」ことはできる

こうした障害によって、発達障害の当事者は、さまざまな「生きづらさ」を抱えることになります。

例えば、学校や職場におけるいじめ、ミス、上司からの叱責、そこから生じるストレス、ネガティブな思考。これらを原因として、適応障害やうつ病をはじめとして、パニック障害、躁うつ病、依存症など、さまざまな精神障害が起こるのです。

ＡＤＨＤにしろＡＳＤにしろ、原因はまだわかっていません。

しかし確実に言えるのは、発達障害は生まれつきのものであるということ。「大人の発達障害」と言いますが、「生まれたときは問題がなかった人が、大人になってから発達障害にかかった」わけではないのです。

そのため、「治る」という言い方はふさわしくありません。

普通の病気は、あるとき発症し、治療を経て、あるとき治るという経過をたどります。しかし発達障害は生まれつきのもので、ずっと同じ症状が続いています。薬物療法で症状を軽くすることはできても、症状が消えるわけではありません。

そのため、発達障害における「治療」とは、発達障害の特性を理解して、日常生活における問題が「表面に出ない」ようにして、トラブルを減らすことを指します。

特性を生かして日常生活を送る人も

発達障害の特性を理解して、日常生活における問題が「表面に出ない」ようにする。言葉で言うのは簡単ですが、当事者には非常な苦労を伴うかもしれません。

「夫の自分勝手な発言が多い」ということで診察に見えたご夫婦がいました。

ご主人は、会社の仕事はきちんとこなしているようでした。

しかし、不注意や多動・衝動性をカバーするために、相当にテンションを上げなければ仕事ができない様子。そのため家に帰ると緊張感はオフになり、妻の前では自制心や配慮の足りない人になってしまうそうです。

職場環境にも大きく左右されるでしょう。

理解のある上司に恵まれて、「ちょっと変わった人」でも認められ、仕事ができる職場なら問題は起こらないかもしれません。でも「ちょっと変わった」ところを細かく指摘されたり責められたりするような職場だと、不適応を来してしまい、その結果適応障害が発症しやすくなります。

その意味では、「障害者雇用」の枠で働く方が、患者のためになるケースもあります。

しかし、特性に合った環境さえ見つかれば、発達障害はむしろ「武器」になるかもしれません。発達障害の特性を生かして活躍している人も、たくさんいます。

例えば、イラストレーター、デザイナー、小説家、画家といった芸術的な才能を持つ人がＡＤＨＤには多いことが知られています。

というのも、ＡＤＨＤの人は全般的な注意力は散漫ですが、必ずしもマイナス面ばかりではないのです。

心理学に「マインドワンダリング」という言葉があります。直訳すると「精神が徘徊する」です。

注意力が散漫ということは、目の前の課題から離れて自由に想像力を広げることができる、ということです。それがクリエイティビティに結びつくというデータもあります。

またＡＤＨＤの人は、一般に注意・集中を苦手とする反面、得意な分野においては極端な集中力を発揮し、没頭することがあります。これを**「過剰集中」**と呼ぶこともあります。そのため、個人プレイができる職種や業務においては、能力を発揮しやすいのです。

ＡＤＨＤの芸術家といえば、音楽の天才**モーツァルト**です。

3歳にして演奏を始め、11歳でオペラを作曲する「神童」でした。

その一方で、終始手足を動かして落ち着かず、甲高い声で人々を不快にさせました。

「くだらぬ奴らが先生、先生と呼ばれたがる。クソみたいな肩書きをありがたがるのはどうせ屁みたいな奴に決まっている」

などと暴言を吐き人々に煙たがられたと伝わっています。さらにモーツァルトはギャンブル依存だったという説も唱えられています。

ＡＳＤはどうでしょう。

例えば「人付き合いが苦手」で「予定外のことが苦手」な特性がありますが、いっぽうで「一人で黙々と、決まったことを正確にこなしていく」ことが得意です。

それなら、他人とのコミュニケーションをあまり必要としない仕事、ルーティン化された仕事、マニュアルがしっかりしている仕事につくことができれば、ＡＳＤの症状は表に出てこないかもしれません。

ＡＳＤにも天才がいます。

記憶力や音楽的才能、計算能力、また知覚運動、芸術などに並外れた能力を発揮する「サヴァン症候群」です。

「裸の大将」で知られる放浪の画家・山下清にもサヴァン症候群の傾向がありました。一度風景を見れば、スケッチを描かず、メモもとらないのに、その後数ヶ月たってから、ちぎり絵によって再現することができたのです。

もっとも、発達障害の人全員が常人を超えた能力を発揮するわけではありません。漫画家の沖田×華《ばっか》さんと対談した際、沖田さんは、

「何かこの子にはずば抜けたものがあるはずという目で見てくる（のが迷惑）」

「みんなが天才じゃないいっつーの！」

と訴えていました。一部の成功者に目を奪われず、一人ひとりの特性を見ていくことが大切です。

本章では、適応障害以外の「心の病」について、大づかみに紹介してきました。発達障害など、近年になって広く知られてきた病気がある一方で、心の病に関する偏見や無理解は根強く残っています。

適応障害と似ている点と異なる点を含めて、心の病に関する正しい理解が深まれば幸いです。

おわりに

本書においては適応障害をテーマにしていますが、実は精神疾患全般、あるいは精神的な不調を来す状態は、現代社会においては、子どもから高齢者までどの年代においてもひんぱんに見られています。

さまざまなデータをまとめてみると、少なくとも総人口の10％以上の人が、生涯で1回はうつ病を発症すると推定されています。あるいは、自閉症スペクトラム障害（ASD）や注意欠如多動性障害（ADHD）などの発達障害は、合計すると6～10％あまりに及ぶと考えられています。

さらに最近の職場においては、管理者の「安全配慮義務」が強調されるようになり、精神的な不調を訴える従業員に適切に対応することが求められています。実際、かつての企業の産業医の役割は、さまざまな身体疾患や業務に関連する障害の予防や治療でしたが、最近では本書のテーマである適応障害やうつ病に対する対処が主な業務になっています。

一方、現在の日本社会において、近年精神科のクリニックは増加していますが、「精神的な不調」を相談したり、受診したりすることは、まだまだ気楽にできないように感じられます。

精神科と聞けば、自分とは異世界にある、郊外の大規模な精神科病院の閉鎖病棟を思い浮かべてしまう人が多いのかもしれません。職場の現場においても、あるいは医療スタッフにおいても、いまだに精神疾患に対する偏見は少なからず見られています。

精神科の薬物療法に対しても、賛否が拮抗《きっこう》しています。さまざまな向精神薬が処方可能であり、明確な効果を示す場合もありますが、一方でかなりの多剤併用で「薬づけ」と批判される場合も少なくありません。理由もなく、精神科の薬が怖いと思っている人もいるようです。

概して日本では、医師も患者さんも、多種類で少量ずつの処方を好む傾向があります。

これは精神科だけでなく、内科などでも同様の傾向が見られています。

一方、患者さんの中にも、一部の医師にも極端な「薬嫌いの人」が存在しています。「西洋薬は毒」と真顔で主張する人もいますし、「カウンセリング」や「精神療法」を過度に信奉している人も少なからず見られます。

精神疾患には、まだまだわからないことが多いのは事実です。人間の精神機能が十分に解明されていないため、精神疾患に対するアプローチについても手さぐりの状態が続いているのです。

それにもかかわらず、適応障害などの精神疾患について、少ないながらも確かな事実も明らかになってきています。

薬物療法や心理療法の功罪も、明示されつつあります。

本書が、精神的な悩みを持つ人、さらには彼らを支える立場の人たちにとって、多少なりともお役に立てば幸いです。

岩波 明

青春新書
INTELLIGENCE

こころ涌き立つ「知」の冒険

いまを生きる

〝青春新書〟は昭和三一年に——若い日に常にあなたの心の友として、その糧となり実になる多様な知恵が、生きる指標として勇気と力になり、すぐに役立つ——をモットーに創刊された。

そして昭和三八年、新しい時代の気運の中で、新書〝プレイブックス〟にその役目のバトンを渡した。「人生を自由自在に活動《プレイ》する」のキャッチコピーのもと——すべてのうっ積を吹きとばし、自由闊達な活動力を培養し、勇気と自信を生み出す最も楽しいシリーズ——となった。

いまや、私たちはバブル経済崩壊後の混沌とした価値観のただ中にいる。その価値観は常に未曾有の変貌を見せ、社会は少子高齢化し、地球規模の環境問題等は解決の兆しを見せない。私たちはあらゆる不安と懐疑に対峙している。

本シリーズ〝青春新書インテリジェンス〟はまさに、この時代の欲求によってプレイブックスから分化・刊行された。それは即ち、「心の中に自らの青春の輝きを失わない旺盛な知力、活力への欲求」に他ならない。応えるべきキャッチコピーは「こころ涌き立つ〝知〟の冒険」である。

予測のつかない時代にあって、一人ひとりの足元を照らし出すシリーズでありたいと願う。青春出版社は本年創業五〇周年を迎えた。これはひとえに長年に亘る多くの読者の熱いご支持の賜物である。社員一同深く感謝し、より一層世の中に希望と勇気の明るい光を放つ書籍を出版すべく、鋭意志すものである。

平成一七年　　刊行者　小澤源太郎

著者紹介

岩波 明〈いわなみ あきら〉

昭和大学医学部精神医学講座主任教授(医学博士)。1959年、神奈川県生まれ。東京大学医学部卒業後、都立松沢病院などで臨床経験を積む。東京大学医学部精神医学教室助教授、埼玉医科大学准教授などを経て、2012年より現職。2015年より昭和大学附属烏山病院長を兼任、ADHD専門外来を担当。精神疾患の認知機能障害、発達障害の臨床研究などを主な研究分野としている。著書に『発達障害はなぜ誤診されるのか』(新潮選書)、『女子の発達障害』、『うつと発達障害』(青春新書インテリジェンス)等がある。

その「うつ」っぽさ
適応障害《てきおうしょうがい》かもしれません

青春新書 INTELLIGENCE

2021年11月15日　第1刷

著　者　岩《いわ》波《なみ》　明《あきら》

発行者　小澤源太郎

責任編集　株式会社プライム涌光

電話　編集部　03(3203)2850

発行所　東京都新宿区若松町12番1号 〒162-0056　株式会社青春出版社

電話　営業部　03(3207)1916　振替番号　00190-7-98602

印刷・中央精版印刷　製本・ナショナル製本

ISBN978-4-413-04636-7